essentials

essentials liefern aktuelles Wissen in konzentrierter Form. Die Essenz dessen, worauf es als „State-of-the-Art" in der gegenwärtigen Fachdiskussion oder in der Praxis ankommt. *essentials* informieren schnell, unkompliziert und verständlich

- als Einführung in ein aktuelles Thema aus Ihrem Fachgebiet
- als Einstieg in ein für Sie noch unbekanntes Themenfeld
- als Einblick, um zum Thema mitreden zu können

Die Bücher in elektronischer und gedruckter Form bringen das Fachwissen von Springerautor*innen kompakt zur Darstellung. Sie sind besonders für die Nutzung als eBook auf Tablet-PCs, eBook-Readern und Smartphones geeignet. *essentials* sind Wissensbausteine aus den Wirtschafts-, Sozial- und Geisteswissenschaften, aus Technik und Naturwissenschaften sowie aus Medizin, Psychologie und Gesundheitsberufen. Von renommierten Autor*innen aller Springer-Verlagsmarken.

Reiner Bartl

Antiosteoporotika

Strategien, Indikationen, Wirkungen,
Nebenwirkungen, Monitoring

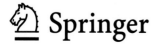 Springer

Reiner Bartl
Osteoporosezentrum München am Dom
München, Deutschland

ISSN 2197-6708   ISSN 2197-6716 (electronic)
essentials
ISBN 978-3-662-65474-3   ISBN 978-3-662-65475-0 (eBook)
https://doi.org/10.1007/978-3-662-65475-0

Die Deutsche Nationalbibliothek verzeichnet diese Publikation in der Deutschen Nationalbibliografie; detaillierte bibliografische Daten sind im Internet über http://dnb.d-nb.de abrufbar.

Illustrationen: Harald Konopatzki, Heidelberg und Reinhold Henkel, Heidelberg

Planung/Lektorat: Antje Lenzen
Springer ist ein Imprint der eingetragenen Gesellschaft Springer-Verlag GmbH, DE und ist ein Teil von Springer Nature.
Die Anschrift der Gesellschaft ist: Heidelberger Platz 3, 14197 Berlin, Germany

Was Sie in diesem „*Essentials*" finden können

- Strategien der Osteoporosetherapie nach Evidenz-basierter Medizin
- Indikationstellung zum Einsatz potenter Medikamente gegen Osteoporose (Antiosteoporotika)
- Ausreichende Menge von Mineralien und Vitamine als Basis jeder Osteoporosetherapie
- Einsatzmöglichkeiten und Nebenwirkungen von Östrogen und Testosteron in der Osteoporosetherapie (HRT)
- Praktischer Einsatz, Wirkungen und Nebenwirkungen antiresorptiver Substanzen (moderne Bisphosphonate und Denosumab) als „first line therapy"
- Einsatz osteoanaboler Substanzen (Teriparatid, Romosozumab) bei schwerer manifester Osteoporose
- Romosozumab, ein Sklerostin-Antikörper, mit gleichzeitig antiresorptiver und osteoanaboler Wirkung zum Wiederaufbau der Knochenstruktur
- Darstellung des Monitorings der medikamentösen Osteoporosetherapie, mit „drug holiday" und sequentieller Therapie
- Kurzfassung der Managements der Osteoporose mit Medikamentenliste und Literatur

Vorwort

Osteoporose ist keine einfach hinzunehmende „Alterserscheinung", sondern ein weltweites und zunehmendes Gesundheitsproblem. Die WHO hat die Osteoporose als eine der zehn wichtigsten und teuersten globalen Volkskrankheiten eingestuft (Abb. 1). In Europa sind jede dritte Frau und jeder fünfte Mann davon betroffen, mit den Folgen langanhaltender Schmerzen, körperlicher Beeinträchtigung bis hin zur Immobilität, sozialer Isolierung und Pflegebedürftigkeit. Osteoporose ist auch eine schleichende, heimtückische Krankheit. Die Betroffenen merken lange nicht, dass ihre Knochen „schwinden" – bis sie ein schmerzhafter Knochenbruch „wie aus heiterem Himmel" wachrüttelt!

Abb. 1 Osteoporose – eine globale und teure Volkskrankheit!

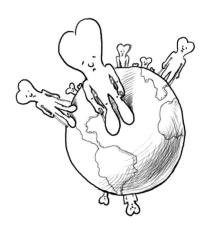

Heute ist aber der Knochenschwund in Form der Osteoporose als eine frühdiagnostizierbare, gut behandelbare und im Frühstadium sogar „heilbare" Krankheit
einzustufen. Fünf Umstände rechtfertigen diese optimistische Einschätzung:

- Verstehen der Mechanismen und Regulatoren des Knochenumbaus
- Erkennen und Vermeiden von Risikofaktoren (Vorsorge)
- Frühe Diagnosestellung mittels einfacher, strahlenarmer und standardisierter
  Knochendichtemessung (DXA-Methode)
- Vertrauensvolle Zusammenarbeit mit den Patienten („Der Patient als Partner")
- interdisziplinärer Austausch ärztlichen Handelns
- Konsequenter Einsatz effektiver und nebenwirkungsarmer Medikamente

Der praktische, individuell angepaßte Einsatz dieser zahlreichen und unterschiedlich wirksamen Medikamente ist jetzt unsere Aufgabe als behandelnde Ärzte –
eine multidisziplinäre Anstrengung! Besprochen werden sollen hier nur Antiosteoporotika, die in großen Studien das Frakturrisiko signifikant senken konnten
(„evidence based") und von den Herstellern derzeit auch im Handel angeboten
werden. Schwerwiegende Nebenwirkungen werden offen und ausführlich diskutiert, aber auch ihre Vermeidbarkeit und extrem geringe Häufigkeit angesprochen
(„Schaden-Nutzen-Relation"). Dieser Leitfaden mit klaren Aussagen ist konzipiert für Studenten, Assistenten in Ausbildung, Hausärzte und Fachärzte aller
Disziplinen. Und nicht zu vergessen, auch der betroffene Patient mit all seinem
zusammengetragenen Wissen aus dem Internet und seinen Ängsten vor Nebenwirkungen muß zufriedenstellend informiert und in die Therapiestrategie mit
einbezogen werden – auch wenn diese Leistung enorm viel Zeit und Geduld
in Anspruch nehmen kann!
„Bone ist everybody´s business"

Muenchen   Reiner Bartl

Über den Autor

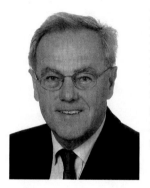

Reiner Bartl Ab 1970 Assistenzarzt und 1983 Professur für Innere Medizin an der Ludwig-Maximilians Universität München mit Schwerpunkt Hämatologie, Onkologie und Osteologie. Leiter der Mammakarzinom-Ambulanz und des Bayerischen Osteoporose-Zentrums am Klinikum Großhadern. Seit 2009 Etablierung des Osteoporosezentrums München am Dom. Publikation von ca. 50 Büchern und mehr als 300 Publikationen.

Inhaltsverzeichnis

1   Einleitung 1

2   Strategien und Indikationen 5

3   Mineralien und Vitamine 19

4   Hormonersatz (HRT) und Raloxifen 27

5   Bisphosphonate und Denosumab 31

6   Teriparatid und Romosozumab 45

7   Monitoring und Compliance der Osteoporosetherapie 53

8   Management der Osteoporose – Kurzfassung 63

9   Mythen, Medikamentenliste und Literatur 69

Abbildungsverzeichnis

Abb. 1.1   Spongiöser Knochen (Trabekelwerk) eines Patienten
mit normaler (links) und osteoporotischer (rechts)
Knochenstruktur. Der grüne Pfeil signalisiert die
Möglichkeit, mit modernen Medikamenten heute den
Knochenschwund wieder rückgängig zu machen –
vorausgesetzt, daß nicht schon irreversible Frakturen oder
Sinterungen vorliegen   2

Abb. 1.2   Altersbezogene Häufigkeit von Frakturen bei Frauen und
Männern. Auch bei Männern steigt die Frakturhäufigkeit im
Alter mit einer Verspätung von etwa 10 Jahren gegenüber
den Frauen steil an!   2

Abb. 2.1   Phasen des Knochenumbaus bei normaler und
osteoporotischer Situation. Antiresorptive Substanzen
reduzieren den osteoklasten Knochenabbau (links),
osteoanabole Substanzen steigern bevorzugt den
osteoblastischen Knochenaufbau (rechts)   6

Abb. 2.2   DXA-Gerät in meiner Praxis zur Messung der
Knochendichte an LWS und Hüfte   7

Abb. 2.3   Antiosteoporotika, physiologische Faktoren und ihre
Einflüsse auf Knochenumbau und Knochendichte   9

Abb. 2.4   Veränderungen des Knochenumbaus und der Knochenmasse
unter antiresorptiver (Mitte) und osteoanaboler (rechts)
Therapie. Gesteigerter Knochenumbau mit Mikrofrakturen
(links) vor Einsatz von Antiosteoporotika 10

Abb. 2.5   DXA-Messung der Lendenwirbelsäule (L2-L4) mit
           Unterteilung der Knochendichte in „Normal" (T-score
           größer -1), Osteopenie (T-score kleiner/gleich -1, aber
           größer -2,5) und Osteoporose (T-score kleiner/gleich -2,5).
           Der T-score ist eine Standardabweichung und vergleicht
           den Patienten mit einem jungen Erwachsenen mit einer
           normalen mittleren Knochendichte 15

Abb. 2.6   Algorithmus zur diagnostischen Abklärung und Therapie
           der Osteoporose. Die DXA-Methode, Frakturen und
           Risikofaktoren im Zentrum der Diagnosestellung und
           Therapiewahl 18

Abb. 3.1   Kalziumstoffwechsel des Erwachsenen. ECF extrazelluläre
           Flüssigkeit 20

Abb. 3.2   Stoffwechselwege des Vitamin D. CaBP kalziumbindendes
           Protein 21

Abb. 3.3   Zusammenhang zwischen Kalzium, Vitamin D und
           Frakturrisiko 24

Abb. 5.1   Räumliche Struktur aller BP mit stickstoffhaltiger Kette
           (R1) verantwortlich für die Wirkstärke und Bindungsstelle
           („Knochenhaken") (R2) am Knochen 33

Abb. 5.2   Zelluläre und biochemische Wirkmechanismen der
           verschiedenen BP im Osteoklasten. Links oben: BP lagern
           sich in den Resorptionslakunen unter den Osteoklasten ab.
           Sie werden von den Osteoklasten resorbiert und führen zu
           einer Zellaktivierung mit Schwund des „ruffled border"
           und zur Apoptose der Zelle. Rechts: Biosyntheseweg der
           Sterole und Isoprenoide. Diese Syntheseschritte laufen
           in den Mitochondrien des Osteoklasten ab. 1, 2, und
           3 = unterschiedliche Generationen der BP mit Ihren
           Angriffspunkten. BP der 2. und 3. Generation führen
           zu einem Aufstau vom Isopentenyl-PP, Auslöser der
           „akuten Phase Reaktion". Diese kann durch gleichzeitige
           Gab von Clodronat gemildert werden. Beachte die enge
           Verwandschaft der Statine und der BP, die dadurch auch
           ähnliche Wirkungen aufweisen können (Verbesserung der
           Fettstoffwechsels und gleichzeitig antiresorptive Wirkung) 34

Abb. 5.3   Ablagerung der BP (rot) in einer Resorptionslakune
und im Zytoplasma eines Osteoklasten. BP lagern sich
bevorzugt auf einer „wunden", für das Andocken der
Osteoklasten vorbereiteten Knochenoberfläche, in den
Resorptionslakunen und in den Osteoklasten selbst ab
und entfalten daher gerade bei Patienten mit „high
turnover" Osteoporose ihre stärkste antiresorptive Wirkung.
Wirksam ist unter der Therapie das BP auf der Oberfläche
des Knochens. Der Anteil des BP, der im Laufe der
Therapiejahre in der Knochenmatrix und im Bereich der
Osteozyten eingelagert wird, kann erst wieder im Verlauf
des Knochenumbaus an die Oberfläche kommen und eine
relativ geringe Wirksamkeit – wenn überhaupt – entfalten.
Die Halbwertszeit des BP im Knochen beträgt etwa 5
Jahre. Antikörper gegen Ibandronat, in Acrylat eingebettete
Knochenbiopsie eines Patienten, zwei Wochen nach
Infusion von 4 mg Ibandronat   36
Abb. 5.4   Pharmakokinetik der BP. Beachte die extrem schlechte
Absorption bei oraler Applikation!   37
Abb. 5.5   Komplette atypische Femurschaftfraktur (AFF) mit
typischem medialen Ausläufer. Dieser Frakturtyp ist aber
mit 1 % aller Femurfrakturen selten und wird vor allem bei
Tumorpatienten unter Langzeit-BP und hoher Dosierung
beobachtet   38
Abb. 5.6   Tumorpatientin mit Osteonekrose des Kiefers (ONJ) nach
langjähriger monatlicher Zoledronat-Gabe   40
Abb. 5.7   Prozentuale Zunahme der Knochendichte (DXA der
Hüfte) ab Ausgangswert unter Therapie mit Denosumab,
Zoledronat, Alendronat und Raloxifen   43
Abb. 6.1   Darstellung des „anabolic window"-Konzeptes einer
osteoanabolen Substanz, mit anfänglicher Stimulierung der
Knochenformation, erst später gefolgt von einer Zunahme
der Knochenresorption   46
Abb. 6.2   Wirkung von Romosozumab und anderer Substanzen
über die Sklerostin-Blockierung auf Osteoklasten und
Osteoblasten   48

Abb. 6.3   **a und b** (a) Phase-1-Effekte einer einzigen Injektion von
           Romosozumab (210 mg) auf Knochenumbaumarker. P1NP
           (Formationsmarker, hellblau) steigt rasch an und erreicht
           einen Spitzenwert von 175 % über dem Ausgangswert und
           fällt dann innerhalb von 60 Tagen wieder zurück auf den
           Ausgangswert. CTX (Resorptionsmarker blau) fällt nach
           der Injektion steil ab, kehrt langsam zurück und erreicht
           den Ausgangswert nach 50–60 Tagen. (b) Phase 2 Effekte
           von 12 Monatsinjektionen von Romosozumab (210 mg) auf
           die biochemischen Umbaumarker und die Knochendichte
           postmenopausaler Frauen. Modifiziert nach [13]   49
Abb. 6.4   Verlauf der biochemischen Marker des Knochenumbaus
           während der Therapie mit subkutanen Injektionen
           von Teriparatid (20 µg/Tag) und Romosozumab (210
           mg/Monat) und mit der Wochentablette Alendronat
           (70 mg/Woche) für 1 Jahr. Romosozumab steigert die
           Knochenformation und reduziert die Knochenformation,
           Teriparatid erhöht sowohl Resorption als auch Formation,
           während Alendronat sowohl Formation als auch Resorption
           reduziert. P1NP = Knochenformationsmarker, β-CTX =
           Knochenresorptionsmarker. Modifiziert nach [15]   50
Abb. 7.1   Kontinuierliche Zunahme der Knochendichte im Bereich
           der LWS (L1-L4) unter einer intravenösen BP-Therapie.
           Jährliche Kontrollen mittels der DXA-Methode   55
Abb. 7.2   Reaktion der Knochenmarker auf antiresorptive Substanzen.
           Eine Abnahme unter die Least-Significance-Change-Linie
           (LSC) wird als statistisch signifikant bewertet   56

Tabellenverzeichnis

Tab. 2.1 Empfehlungsgrade der medikamentösen Therapieoptionen 11
Tab. 2.2 Dosierungen und Applikationen zugelassener
          Antiosteoporotika 13
Tab. 5.1 Molekulare Struktur und relative Potenz der in der Praxis
          verwendeten Bisphosphonate (BP) 35

Einleitung

1

Die **Osteoporose** gehört zu den 10 wichtigsten Volkskrankheiten und verursacht immer noch extremes Leid für den Patienten und gigantische Kosten für das Gesundheitssystem (im Jahr 2019 in Deutschland etwa 4 Mrd. €). In Deutschland leiden etwa 10 Mio. Menschen (etwa 10 % der Bevölkerung) an der Volkskrankheit Osteoporose. Jede 3. Frau und jeder 5. Mann erkranken im Laufe des Lebens an manifester Osteoporose. Trotz der enormen klinischen Fortschritte ist die Osteoporose immer noch eine unterschätzte, unterdiagnostizierte und vor allem untertherapierte Krankheit. Weltweit spricht man bereits von einer **„osteoporosis treatment crisis (gap)"** und einer „Therapiemüdigkeit" bei Osteoporose. Aus dieser Krisensituation helfen keine kostenpflichtigen Zertifikatskurse von Spezialisten und Verbänden, vielmehr die Erkenntnis und der Ansporn unter Ärzten, daß die Osteoporose vermeidbar und heute im frühen Stadium sogar heilbar ist. Vor allem die Eigenverantwortung für die Gesundheit des Knochens ist in der Gesellschaft und selbst unter Ärzten noch zu wenig „auf dem Schirm" und bedarf einer geduldigen Zusammenarbeit von Patient und Arzt (**„Der Patient als Partner"**).

Ein standardisiertes und evidence-basiertes Management der Osteoporose ist seit langem weltweit erarbeitet worden. Bewährte antiresorptive Medikamente haben in vielen internationalen Studien ihre Signifikanz im Wiederaufbau der Knochenmasse unter Beweis gestellt. Bei schweren Osteoporosen mit multiplen Frakturen haben wir potente osteoanabole Substanzen zur Verfügung. Mit neuen Medikamenten (Antikörpern) kann nicht nur die Knochendichte, sondern auch die Knochenstruktur wiederaufgebaut werden, und damit ist eine "**Heilung**" der Osteoporose in Sicht (Abb. 1.1). Voraussetzung ist allerdings, daß Frakturen die Körpergestalt nicht schon irreparabel deformiert haben. Abb. 1.2 zeigt die Häufigkeit von Frakturen bei beiden Geschlechtern in Abhängigkeit vom Alter.

Dieser Leitfaden ist konzipiert, Ärzte aller Disziplinen – junge und erfahrene – bei der Beratung und Führung von Patienten mit Osteoporose zu „leiten",

R. Bartl, *Antiosteoporotika*, essentials,
https://doi.org/10.1007/978-3-662-65475-0_1

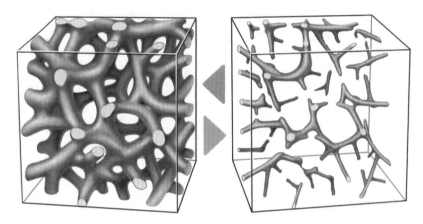

Abb. 1.1 Spongiöser Knochen (Trabekelwerk) eines Patienten mit normaler (links) und osteoporotischer (rechts) Knochenstruktur. Der grüne Pfeil signalisiert die Möglichkeit, mit modernen Medikamenten heute den Knochenschwund wieder rückgängig zu machen – vorausgesetzt, daß nicht schon irreversible Frakturen oder Sinterungen vorliegen

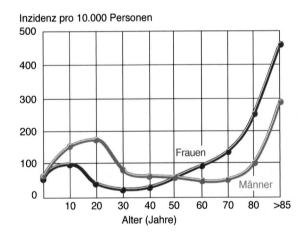

Abb. 1.2 Altersbezogene Häufigkeit von Frakturen bei Frauen und Männern. Auch bei Männern steigt die Frakturhäufigkeit im Alter mit einer Verspätung von etwa 10 Jahren gegenüber den Frauen steil an!

erfolgversprechende und „maßgeschneiderte" Medikamente einzusetzen, den Patienten vor Nebenwirkungen zu schützen und ihre Wirkung im Therapieverlauf effektiv und kostengünstig zu kontrollieren.

Um die richtige Therapiewahl zu treffen und den bestmöglichen Therapieerfolg zu erreichen, bedarf es der richtigen Einschätzung und Führung des Patienten sowie vor allem Kenntnisse über Wirkung, Nebenwirkung und Besonderheit der verschriebenen **Antiosteoporotika** (in der „Roten Liste" auch als „Osteoporosemittel" bezeichnet).

Strategien und Indikationen

2

Übersicht

- Die „Säulen" der Osteoporosebehandlung sind: Ernährung, körperliches Training, Sturzprophylaxe, Schmerztherapie, Kalzium und Vitamin D, Antiosteoporotika, Monitoring, Rehabilitation und Selbsthilfe.
- Eine Vielzahl effektiver Medikamente, die nach ihrer antiresorptiven oder osteoanabolen Wirkung eingeteilt werden, steht zur Verfügung.
- Neuentwicklungen wie Romoszumab durchbrechen das „coupling" der Knochenzellen und wirken sowohl antiresorptiv als auch osteoanabol.
- Goldstandard in der medikamentösen Therapie sind nach wie vor stickstoffhaltige Bisphosphonate (BP), wobei eine intravenöse Applikation der oralen vorzuziehen ist.
- Langzeit-Nebenwirkungen der antiresorptiven Substanzen wie z.B. Kiefernekrosen (ONJ) oder Oberschenkelschaftfrakturen (AFF) sind extrem selten.
- Die Dauer der Medikamenteneinnahme sollte den Zeitraum umfassen, für den ein hohes Frakturrisiko besteht und grundsätzlich mindestens 3 – 5 Jahre betragen. Die Fortführung der Therapie nach 5 Jahren hängt vom aktuellen Schweregrad der Osteoporose und der klinischen Situation ab. Eine Therapiepause („drug holiday") ist nach 5 Jahren zu diskutieren.

© Der/die Autor(en), exklusiv lizenziert an Springer-Verlag GmbH, DE, ein Teil von Springer Nature 2022
R. Bartl, *Antiosteoporotika*, essentials,
https://doi.org/10.1007/978-3-662-65475-0_2

2.1 Überblick über die derzeitigen medikamentösen Therapiekonzepte

Die Diagnosestellung der Osteoporose basiert auf:

- DXA-Knochendichtemessung der LWS und/oder Hüfte,
- Ausreichend Risikofaktoren (z.B. FRAX® Algorithmus)
- Vorliegen osteoporotische Frakturen (Wirbelkörper, Hüfte)

Es folgt die **Erstellung des Therapiekonzeptes** mit der Wahl eines passenden Medikamentes. Alle Antiosteoporotika haben zum Ziel, eine positive Bilanz zwischen Knochenabbau und Knochenaufbau und damit eine Zunahme der Knochendichte zu erreichen (Abb. 2.1). Neue Medikamente verbessern zusätzlich die Qualität der Knochenstruktur und damit die Knochenqualität. Folgende **Fragen** sind mit dem Patienten zu klären. Danach richtet sich die Therapiestrategie und der Einsatz eines erfolgversprechenden Medikamentes:

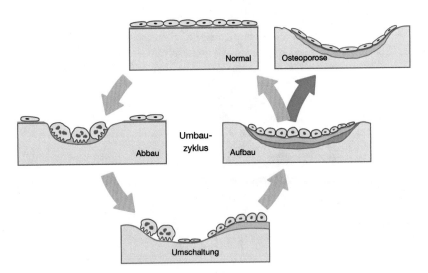

Abb. 2.1 Phasen des Knochenumbaus bei normaler und osteoporotischer Situation. Antiresorptive Substanzen reduzieren den osteoklasten Knochenabbau (links), osteoanabole Substanzen steigern bevorzugt den osteoblastischen Knochenaufbau (rechts)

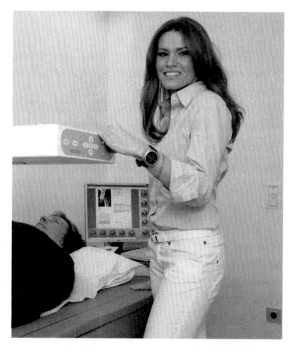

Abb. 2.2   DXA-Gerät in meiner Praxis zur Messung der Knochendichte an LWS und Hüfte

- Ist die Diagnose Osteoporose mit der richtigen Meßmethode (DXA) gestellt worden (Abb. 2.2)?
- Welches Risikoprofil liegt vor?
- Liegen bereits Frakturen vor und sind sie noch reversibel?
- Ist eine Osteomalazie (Vitamin D-Mangel) ausgeschlossen?
- Ist eine sekundäre Ursache der Osteoporose ausgeschlossen?
- Ist die Indikation zur medikamentösen Therapie gegeben?
- Wahl eines antiresorptiven oder osteoanabolen Medikamentes?
- Welche Applikationsform ist empfehlenswert („Compliance)?
- Welche Nebenwirkungen sind bekannt, wie häufig, wie vermeidbar?
- Bestehen beim Patienten Ängste vor Nebenwirkungen und wie kann er von der Notwendigkeit des Medikamentes überzeugt werden?
- In welchen Abständen ist die Therapiekontrolle sinnvoll?

- Wann ist eine Pause („drug holiday") und wann ein Wechsel des Medikamentes sinnvoll?

Zur Therapie der Osteoporose steht heute eine Vielzahl von Medikamenten zur Verfügung, die aufgrund ihrer **Wirkungsmechanismen** folgende Effekte aufweisen:

- Optimierung des Knochenumbaus,
- Steigerung der Knochendichte,
- Verbesserung der Knochenqualität sowie
- Reduktion des Frakturrisikos – vertebral und nichtvertebral.

Alle Antiosteoporotika haben gemeinsam, dass ihre therapeutische Wirkung nur ab einem DXA-Knochendichtemesswert von kleiner als − 1,5 bis − 2 (T-Score) belegt ist. Die DXA-Messung dient somit nicht nur der Diagnosestellung und der Abschätzung des Frakturrisikos, sondern prüft auch, ob die Voraussetzungen für den Erfolg einer medikamentösen Therapie gegeben sind.
Antiosteoporotika (Abb. 2.3) können in 3 Gruppen eingeteilt werden:

- **Antiresorptive Substanzen:** Bisphosphonate (BP), Raloxifen, Kalzitonine, Kalzium, Vitamin D, Vitamin-D-Metabolite, Statine, Östrogene, Östrogen/Gestagen und Tibolon, Denosumab, Kathepsin K-Inhibitoren.
- **Osteoanabole Substanzen:** Parathormon, Teriparatid, Abaloparatid, Fluride, Strontium, Anabolika und Testosteron.
- **Antiresorptive und osteoanabole Substanz:** Romosozumab

Während die antiresorptiven Medikamente den Knochenumbau reduzieren (bei insgesamt positiver Knochenmassenbilanz), stimulieren die osteoanabolen Medikamente den Knochenumbau, wobei die Aktivierung der Osteoblasten dominiert (Abb. 2.4). Der Sklerostin-Antikörper Romosozumab hat die ideale Eigenschaft einer gleichzeitigen antiresorptiven und anabolen Wirkung und ist in Europa bereits ab Dezember 2019 zugelassen.
    Durch den Einsatz präventiver und medikamentöser Maßnahmen soll das Auftreten krankheitsspezifischer Komplikationen (low trauma Frakturen) verhindert werden. Aus klinischen und versicherungsrechtlichen Gründen müssen folgende Stadien voneinander abgegrenzt werden:

- **Primärprävention**: Maßnahmen zur Verhinderung der Krankheitsentstehung

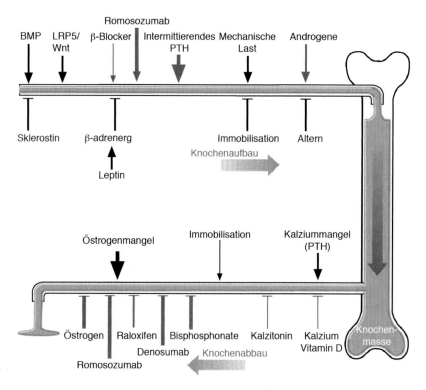

Abb. 2.3 Antiosteoporotika, physiologische Faktoren und ihre Einflüsse auf Knochenumbau und Knochendichte

- **Sekundärprävention**: Maßnahmen zur Verhinderung klinischer Komplikationen: Vermeidung von Frakturen bei bereits (meßtechnisch) diagnostizierter Krankheit
- **Tertiärprävention**: Maßnahmen zur Verhinderung weiterer Spätkomplikationen (Folgefrakturen) bei bereits aufgetretener erster low trauma Fraktur.

Die wichtigsten **Ziele einer Therapie** für den Patienten sind je nach Stadium der Osteoporose:

- Verhinderung des Knochenschwundes und Knochenaufbau
- Verhinderung osteoporotischer Frakturen und Folgefrakturen

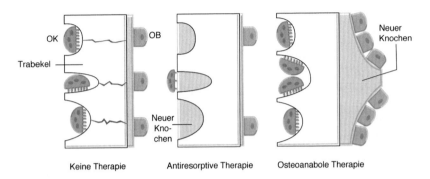

Abb. 2.4 Veränderungen des Knochenumbaus und der Knochenmasse unter antiresorptiver (Mitte) und osteoanaboler (rechts) Therapie. Gesteigerter Knochenumbau mit Mikrofrakturen (links) vor Einsatz von Antiosteoporotika

- Verminderung von Beschwerden und Folgen der Frakturen und Deformierungen
- Reduktion der damit verbundenen Komorbidität und Letalität
- Verbesserung der physischen, psychischen und koordinativen Situation.

Ein erfolgreiches **Behandlungskonzept der Osteoporose** umfasst vielfältige Aspekte:

- Schmerztherapie mit psychischer Betreuung,
- Bewegungstherapie und Gymnastik,
- Sturzprophylaxe,
- Gesundheitsorientierter Lebensstil,
- Knochenbewusste Ernährung,
- Vitamin-D- und Kalzium-Substitution,
- Hormonersatztherapie (HRT) erwägenswert, für maximal 4 Jahre,
- Antiresorptive Therapie (BP, Denosumab, Raloxifen),
- Osteoanabole Therapie (Teriparatid, Romosozumab),
- Rehabilitation und
- Selbsthilfe.

> Geduld und Beharrlichkeit sind für Patient und Arzt die wichtigsten
> Eigenschaften, um die Osteoporose zu besiegen!

2.2 Überblick über Antiosteoporotika

Tab. 2.1 fasst die Studien zusammen, in denen die Effektivität von Medikamenten bezüglich einer signifikanten Frakturreduktion nachgewiesen werden konnte.
Entsprechend werden diese Medikamente als „A-klassifiziert" eingestuft.die ein-
zelnen Medikamente dieses therapeutischen Spektrums sollten individuell auf die
Bedürfnisse des Patienten angepasst zum Einsatz kommen. Am besten geprüft
und in den Leitlinien als effektiv eingestuft („A-klassifiziert") sind folgende
Medikamente mit ihren Handelsnamen:

- Östrogen- oder Östrogen/Gestagen-Präparate (HRT) bei postmenopausalen
  Frauen jünger als 60 Jahre und mit hohem Frakturrisiko
- Alendronat (Fosamax® oder Generika 70 mg Wochentablette)
- Risedronat (Actonel® oder Generika 35 mg Wochentablette)
- Ibandronat (Bonviva® oder Generika 150 mg Monatstablette und Bonviva®
  oder Generika 3 mg Vierteljahresspritze)
- Zoledronat (Aclasta® 5 mg Jahresinfusion)
- Denosumab (Prolia® 60 mg s.c. halbjährlich)

Tab. 2.1 Empfehlungsgrade der medikamentösen Therapieoptionen

Medikamente	Mortalität reduziert	Wirbelkörper-frakturen reduziert	Periphere Frakturen reduziert	Proximale Femurfrakturen reduziert
Alendronat	B	A	A	A
Denosumab		A	A	A
Ibandronat		A	B	
Östrogene		A	A	A
Teriparatid		A	B	
Raloxifen	C	A		
Risedronat	B	A	A	A
Zoledronat	B	A	A	A

- Raloxifen (Evista®, Optruma® oder Generika 60 mg Filmtablette)
- Strontiumranelat (Protelos® 2 g Granulat)
- Teriparatid (Forsteo® 20μg s.c. Pen tgl.) oder Parathormon (Preotact® 100μg s.c. Pen tgl.) bei schwerer postmenopausaler Osteoporose
- Abaloparatid (80μg s.c. tgl., in Europa noch nicht zugelassen)
- Romosozumab (Evenity® 210 mg s.c. monatlich, insgesamt 12 Injektionen)

Tab. 2.2 zeigt die Dosierungen und Applikationsformen der zugelassenen Antiosteoporotika. Die wichtigsten **Nebenwirkungen** dieser Medikamente sind:

- Orale BP: Ösophagitis, gastrointestinale Symptome
- Intravenöse BP: grippeartige Symptome („Akute Phase Reaktion"), Kiefernekrosen (bei Osteoporose sehr selten!), Nierenfunktionsstörung (vorher Bestimmung des Kreatinin-Wertes im Serum bzw. Kreatininclearance, GFR und reichlich trinken)
- Raloxifen: Thrombosen, Thromboembolien
- Strontium-Ranelat: Thrombosen, kardiovaskuläre Nebenwirkungen
- Parathormon und Teriparatid: Übelkeit, Gliederschmerzen, Hyperkalzämie
- Östrogen: höheres Risiko für Myokardinfarkt, apoplektischen Insult, Thromboembolien
- Romosozumab: kardiovaskuläre Ereignisse, Kiefernekrosen und Oberschenkelschaftfrakturen in den Studien vergleichbar wie bei den BP.

Folgende Antiosteoporotika werden wegen Nebenwirkungen bzw. zu geringer Wirksamkeit nicht mehr verwendet oder sind nur noch in ausgesuchten Fällen zugelassen:

- Fluoride
- Kalzitonin
- Strontiumranelat
- Parathormon

2.3   Behandlungsstrategie in unserem Osteozentrum

Auf der Basis der evidenzbasierten Medizin haben wir in unserem Osteoporosezentrum folgende **medikamentöse Behandlungsstrategie**:

Tab. 2.2 Dosierungen und Applikationen zugelassener Antiosteoporotika

	Oral täglich	Oral wöchentlich	Oral monatlich	Subkutan täglich	Subkutan Monate	Injektion vierteljährlich	Infusion jährlich
Alendronat	10 mg	70 mg					
Risedronat	5 mg	35 mg	150 mg				
Ibandronat			150 mg			3 mg	
Zoledronat							5 mg
Teriparatid				20 µg			
Denosumab					60 mg/6 Monate		
Romosozumab					210 mg/Monat		

- Alle Patienten erhalten **Vitamin D₃** als Basistherapie. Kalziumzufuhr sollte mit 1000 mg möglichst über die Nahrung erfolgen („1000er-Regel").
- **Hormonsubstitution** wird nur noch bei klimakterischen Beschwerden diskutiert („For symptoms only"), dient aber nicht zur Therapie einer manifesten Osteoporose.
- Früher Einsatz stickstoffhaltiger **BP** ist der „Goldstandard" („First line" Therapie). Die Darreichungsform wird in Absprache mit den Patienten ausgewählt: Wochentablette, Monatstablette, Vierteljahresspritze oder Jahresinfusion. Damit wird eine Reduktion des Frakturrisikos um etwa 50 % erreicht! Die Kosten sind mit der Verwendung von Generika weitaus am günstigsten von allen Antiosteoporotika.
- Alternativ zu den Bisphosphonaten steht der RANKL-Antikörper **Denosumab** zur Verfügung. Bei Patienten mit meßtechnischer Osteoporose im Bereich der Wirbelsäule Fällen kommt **Raloxifen** infrage. **Romosozumab**, ein Sklerostin-Antikörper, hat anabole und antiresorptive Eigenschaften und ist inzwischen zugelassen bei postmenopausalen Patientinnen mit schwerer manifester Osteoporose. Einschränkend für seine Verschreibung dürfte aber noch der hohe Preis sein.
- Bei schwerer, manifester Osteoporose besteht die Option einer osteoanabolen Therapie mit **Parathormon** oder **Teriparatid**. Parathormon ist zwar zugelassen, inzwischen vom Hersteller aber zurückgezogen worden. **Abaloparatid** ist in den USA, aber noch nicht in Europa zugelassen.

2.4   Indikation zur medikamentösen Therapie

Die von den meisten Experten akzeptierte Definition der Osteoporose lautet:

> „Die Osteoporose ist eine systemische Skeletterkrankung, die durch eine niedrige Knochenmasse und eine Verschlechterung der Mikroarchitektur des Knochengewebes charakterisiert ist, mit der Folge vermehrter Knochenbrüchigkeit.

Sind bereits eine oder mehrere Frakturen als Folge der Osteoporose aufgetreten, spricht man – und nur dann – von einer „**manifesten Osteoporose**".

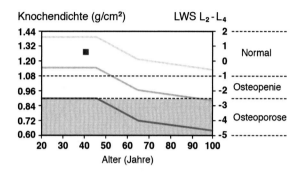

Abb. 2.5 DXA-Messung der Lendenwirbelsäule (L2-L4) mit Unterteilung der Knochendichte in „Normal" (T-score größer −1), Osteopenie (T-score kleiner/gleich −1, aber größer −2,5) und Osteoporose (T-score kleiner/gleich −2,5). Der T-score ist eine Standardabweichung und vergleicht den Patienten mit einem jungen Erwachsenen mit einer normalen mittleren Knochendichte

Gemäß der Weltgesundheitsorganisation **(WHO)** wird die Osteoporose der postmenopausalen Frau daher nach den Werten der Knochendichtemessung festgelegt (1994) (Abb. 2.5):

> „Eine **Osteoporose** liegt vor, wenn die Knochenmineraldichte an der LWS und/oder Hüfte um 2,5 Standardabweichungen (SD) unter dem statistischen Mittelwert gesunder prämenopausaler Frauen liegt (= T-Score). Eine **Osteopenie** besteht bei einem T-score zwischen −1,0 und < −2,5."

Gemessen wird mittels DXA-Methode an der Lendenwirbelsäule (L2–L4) und/oder Hüfte (Gesamtareal und Schenkelhals). Der niedrigere Wert entscheidet für die Diagnosestellung. Dies ist eine pragmatische, meßtechnische Definition, die in allen großen internationalen Therapiestudien Anwendung gefunden hat. Als Regelfall wird von allen Osteoporosegesellschaften weltweit nur die DXA-Messung akzeptiert. Die **Indikation für eine medikamentöse Therapie** richtet sich heute aber nicht allein nach den Werten der DXA-Messung, sondern berücksichtigt auch klinische Parameter:

- Alter und Geschlecht
- DXA-Messung
- Osteoporotische Frakturen in der Anamnese

• Klinische Risikofaktoren.

Folgende **Kriterien zur Indikation einer medikamentösen Therapie** wurden erstmals 2014 vom Expertenkommittee der NOF (National Osteoporosis Foundation) veröffentlicht und später von den nationalen Osteoporoseverbänden leicht modifiziert übernommen:
Postmenopausale Frauen und Männer älter als 50 Jahre, die folgende Kriterien erfüllen:

• **Eine Hüft- oder Wirbelkörperfraktur (low trauma).** (Die Wirbelfraktur kann symptomlos abgelaufen und zufällig mit einem bildgebenden Verfahren nachgewiesen sein). Diese Patienten zeigen unter einer medikamentösen Therapie unabhängig vom T-score eine signifikante Reduktion des Frakturrisikos sowie eine Kosteneffektivität der Behandlung. Auf eine zusätzliche Knochendichtemessung kann daher bei dieser klinischen Situation verzichtet werden.
• **Meßtechnisch Osteoporose** (T-score ≤2,5 mittels DXA-Messung) am Oberschenkelhals (neck), Hüfte gesamt (total hip) oder LWS (lumbar spine). Alle großen Therapiestudien haben bei diesem Patientenkollektiv eine signifikante Reduktion des Frakturrisikos gezeigt. Ein Vorteil dieser Indikation liegt darin, dass bereits vor Auftreten einer Fraktur mit einer spezifischen medikamentösen Therapie begonnen werden kann, um Frakturen zu vermeiden („Sekundärprävention").
• **Meßtechnisch Osteopenie** (T-score zwischen −1,0 und >−2,5 mittels DXA-Messung) am Oberschenkelhals oder LWS und eine 10-Jahreswahrscheinlichkeit einer Hüftfraktur ≥3 % oder eine 10-Jahreswahrscheinlichkeit einer größeren Osteoporose-assoziierten Fraktur ≥20 %, basierend auf den **FRAX® Algorithmus**. Obwohl der FRAX® Algorithmus in zahlreichen Studien den Wert bei der Vorhersage des Frakturrisikos zeigen konnte, gibt es bisher nur wenige Studien, damit die Reduktion des Frakturrisikos unter einer medikamentösen Therapie zu belegen. Bei Einnahme von Glukokortikoiden kann bereits bei Werten < -1,5 T-score mit einer medikamentösen Therapie begonnen werden.

Bei **Patienten jünger als 50 Jahre sowie bei Kindern und Jugendlichen** sollte in der Regel nur bei Vorliegen einer Osteoporose-assoziierten Fraktur und in Abhängigkeit von der klinischen Situation eine medikamentöse Therapie durchgeführt werden. Es empfiehlt sich, Beginn und Dauer der Therapie sowie Auswahl und Dosierung des Medikamentes in Absprache mit einem Osteoporosezentrum festzulegen.

2.5 Managementplan der Osteoporose

Der Algorithmus in Abb. 2.6 erleichtert die Diagnosestellung und die Therapieindikation bei Osteoporose. Folgender 5-Stufenplan zum effektiven und kostengünstigen Management der Osteoporose hat sich bewährt:

- Identifizierung von **Risikopatienten** für Osteoporose (Anamnese, körperliche Untersuchung, Standardlabor, Screening)
- **Diagnosestellung** der Osteoporose (**DXA**, Anamnese, Röntgen, CT, MRT, Labor, evtl. Biopsie)
- **Ausschluß** anderer Knochenkrankheiten (z. B. Osteomalazie) und sekundärer Osteoporosen (z. B. Multiples Myelom)
- **Therapie** (antiresorptives oder osteoanaboles Medikament, Vitamin D, Kalzium, Ernährung, Lebensstil, Muskeltraining, Minimierung und Früherkennung von Nebenwirkungen)
- **Monitoring**, Verbesserung der Compliance und präventive Maßnahmen zur Vermeidung von Folgefrakturen.

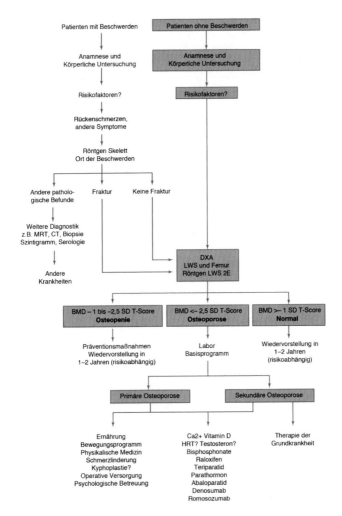

Abb. 2.6 Algorithmus zur diagnostischen Abklärung und Therapie der Osteoporose. Die DXA-Methode, Frakturen und Risikofaktoren im Zentrum der Diagnosestellung und Therapiewahl

Mineralien und Vitamine

3

Übersicht

- Kalzium und Vitamin D müssen bei jeder medikamentösen Osteoporosetherapie ausreichend substituiert werden: „1000er Regel" mit 1000 mg Kalzium und 1000 IE Vitamin D täglich.
- Die alternde Haut produziert bei Sonnenbestrahlung nur noch wenig Vitamin D. Wegen des Hautkrebsrisikos sollte im Alter grundsätzlich auf Sonnenbestrahlung verzichtet werden.
- Vitamin D hat auch extraossäre Wirkungen auf das Immunsystem, die Haut, den Blutdruck, die Muskelmasse und den Zucker- und Fettstoffwechsel. Außerdem senkt es das Risiko für Brust- und Dickarmkrebs.
- Der Einsatz von aktiven Vitamin D-Metaboliten ist nur bei Leber- und Nierenerkrankungen sowie bei transplantierten Patienten indiziert.
- Weitere Mineralien, Vitamine und Spurenelemente sind für einen gesunden Knochen essentiell.

3.1 Kalzium und andere osteotrope Mineralien und Spurenelemente

Das Erreichen der maximalen Knochenmasse im jugendlichen Alter und das Bewahren des erreichten Kapitals im Alter hängen von einer ausreichenden Kalziumzufuhr über alle Lebensabschnitte ab. Der normale Kalziumstoffwechsel ist in Abb. 3.1 zusammengefasst. Die empfohlene tägliche Kalziummenge von ca. 1 g kann bei gesunden Personen über eine knochenbewusste Ernährung

© Der/die Autor(en), exklusiv lizenziert an Springer-Verlag GmbH, DE, ein Teil von Springer Nature 2022
R. Bartl, *Antiosteoporotika*, essentials,
https://doi.org/10.1007/978-3-662-65475-0_3

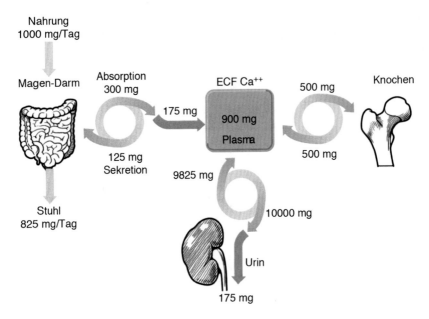

Abb. 3.1   Kalziumstoffwechsel des Erwachsenen. ECF extrazelluläre Flüssigkeit

mit Milchprodukten erreicht, kann aber problemlos auch über eine angepasste Supplementierung ergänzt werden.

Weitere wichtige Nahrungsbestandteile für gesunden Knochen sind **Magnesium** und 4 **Spurenelemente:** Bor, Silizium, Zink und Kupfer. Magnesium spielt an mehreren Stellen des Vitamin-D-Stoffwechsels und in der Regulation des Parathormons eine Rolle. Eine Magnesiumsupplementierung ist jedoch nur bei Personen mit Magnesiummangel sinnvoll. Die empfohlene Tagesdosis von Magnesium beträgt 200–500 mg.

3.2   Vitamin D3 und andere osteotrope Vitamine

Vitamin D gehört zur Gruppe fettlöslicher Vitamine wie auch Vitamin A, E und K. Diese Vitamine können langfristig im Körper gespeichert werden. Die Dosen von Vitamin D werden üblicherweise in internationalen Einheiten angegeben, wobei 40 IE Cholecalciferol 1 µg entsprechen. Die übliche Tagesmenge von

1000 IE entspricht daher 25 µg Vitamin D3. Vitamin D wird entweder unter Sonnenbestrahlung in der Haut gebildet oder über die Nahrung zugeführt. Die Stoffwechselwege des Vitamin D sind in Abb. 3.2 dargestellt.

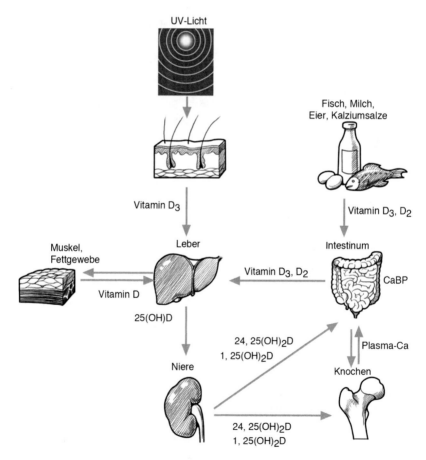

Abb. 3.2 Stoffwechselwege des Vitamin D. CaBP kalziumbindendes Protein

Übersicht
Die Bestimmung von 25(OH)D3 im Serum ist der beste Labortest zur
Beurteilung des Vitamin-D-Speichers:

- niedriger Spiegel < 100 nmol/l,
- insuffizienter Spiegel („insufficiency") 25–50 nmol/l
- Mangelzustand („deficiency")< 25 nmol/l.

Erst in der Niere wird 25(OH)D$_3$ in die biologisch aktive Form, in 1,25-
Dihydroxyvitamin-D$_3$ (Synonym: 1,25(OH)$_2$D$_3$, Calcitriol) umgewandelt, die als
Liganden des Vitamin-D-Rezeptors agieren. Zielgewebe der aktivierten Vitamin
D-Formen sind Darm, Knochen, Niere, Keratinozyten, Monozyten, Lymphozyten
und bestimmte Tumorzellen.

Die **empfohlene Tagesmenge** von Vitamin D$_3$ beträgt 200–400 IE, dabei handelt es sich jedoch um eine Erhaltungsdosis. Diese Menge reicht aber nicht
für den therapeutischen Einsatz aus, der zwischen 800 und 3000 IE liegend
angesehen wird.

Obwohl als „Vitamin" bezeichnet, ist Vitamin D ein Hormon, das im Körper
synthetisiert werden kann, im Blut zirkuliert und die Aktivitäten verschiede-
ner Zellsysteme reguliert. 1,25-(OH)$_2$-Vitamin D$_3$ (Synonym: Calcitriol) ist die
Wirkform und einer der wichtigsten Regulatoren des Kalziums mit zahlreichen
Wirkungen auf das Skelett. Vitamin D

- steigert die Kalziumabsorption aus dem Darm in die Blutbahn,
- vermindert die Kalziumexkretion über die Niere,
- steigert die Rekrutierung, Reifung und Aktivität der Knochenzellen,
- aktiviert die Osteoklasten und hält damit den extrazellulären Kalziumspiegel
  im Normbereich und
- steigert den Einbau des Kalziums in den Knochen (Mineralisation).

Weiterer **extraossäre Nutzen** einer adäquaten Versorgung mit Vitamin D sind:

- Zunahme der Muskelmasse,
- Verringerung des Fallrisikos,
- Verbesserung der Koordination,
- Senkung des systolischen Blutdrucks und Verbesserung der Herzinsuffizienz,
- Senkung des Risikos für Brust- und Dickdarmkrebs

- Hauteffekte mit Wachstumshemmung und beschleunigter Reifung der Keratinozyten
- Effekte auf Zucker- und Fettstoffwechsel.
- Synthesestimulation der endogenen antimikrobiellen Cathelicidine (Einsatz bei Tuberkulose)
- Antithrombotische Wirkung durch Aktivierung des Thrombomodulins, sowie
- antiinflammatorische Wirkung, insbesondere bei immunologischen und allergischen Erkrankungen, auch bei HIV- Patienten.

Ursachen für einen Kalzium-/Vitamin-D-Mangel bei älteren Personen sind:

- ungenügende Aufnahme von kalziumreicher Nahrung,
- eingeschränkte Absorption im Magendarmtrakt,
- eingeschränkte Sonnenexposition über das ganze Jahr,
- eingeschränkte Vitamin-D-Synthese in der Haut und/oder
- eingeschränkter Umbau des Vitamin D in die aktive Form.

Daher kann die Verordnung von 1000 mg Kalzium und 1000 IE Vitamin D täglich für die Prävention der postmenopausalen und senilen Osteoporose empfohlen werden. Der Zusammenhang von Kalzium, Vitamin D und Frakturrisiko ist in Abb. 3.3 ersichtlich.

Aktive Vitamin D-Metabolite
Hauptindikationen für die Verwendung aktiver Vitamin-D-Metaboliten sind v. a. die chronische Niereninsuffizienz, die Dialyse, chronische Lebererkrankungen, Transplantationen sowie juvenile und prämenopausale Osteoporosen. Calcitriol ist nur für die Therapie der renalen Osteopathie, Alfacalcidol für die Therapie der Osteoporose zugelassen.
Folgende Substanzen und Tagesdosierungen werden empfohlen:

- Alfacalcidol: Bondiol®, Doss®, EinsAlpha® 0,5–1 μg
- Calcitriol: Rocaltrol®, Decostriol® 0,5 μg

Andere osteotrope Vitamine

- **Vitamin K** ist ebenfalls ein wichtiges Vitamin für die normale Knochenbildung. Seine Zufuhr verringert in Studien das Frakturrisiko. Vitamin K wird benötigt für die Bindung von Matrixproteinen an Hydroxylapatit. Auch die Kalziumausscheidung über die Niere wird reduziert. Die empfohlene Tagesdosis für Vitamin K

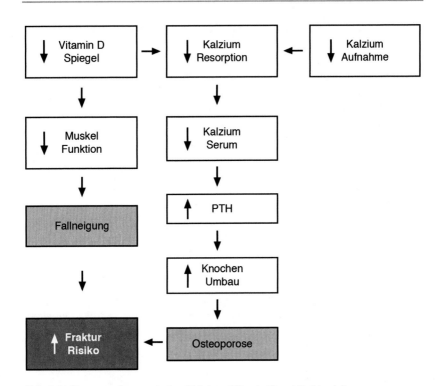

Abb. 3.3 Zusammenhang zwischen Kalzium, Vitamin D und Frakturrisiko

beträgt 100–300 IE. Vitamin K ist wichtig im Rahmen der Therapie des Knochen-schwundes bei Patienten mit Leberzirrhose. In der Apotheke wird Vitamin K_1 als Phytomenadion in Form von Injektionslösungen, Tropfen und Kautabletten angeboten.

- **Vitamin C** wird für die Reifung und das „cross-linking" der Kollagenmole-küle benötigt, stimuliert die Osteoblasten und begünstigt die Kalziumresorption. 60 mg ist die geringste tägliche Menge, idealerweise sollten 250–1000 mg zugeführt werden.
- **Vitamin A** darf mit Bezug auf den Knochen nicht überdosiert werden. Die Zufuhr von mehr als 1500 µg RE täglich hat in mehreren Studien ein erhöhtes Risiko für Oberschenkelhalsfrakturen gezeigt.
- **Vitamin B_{12}, Vitamin B_6** und **Folsäure** erwiesen sich ebenfalls essenziell für den Erhalt der Knochendichte. Sie beeinflussen den Homozysteinspiegel,

ein wichtiger Risikofaktor für Osteoporose und kardiovaskuläre Erkrankungen. Vitamin-B_{12}-Mangel korrelierte mit niedrigen Werten der Knochenformationsmarker. Patienten mit Vitamin-B_{12}-Mangel zeigten auch niedrigere Knochendichtewerte und ein höheres Frakturrisiko.

Hormonersatz (HRT) und Raloxifen

4

Übersicht

- Die Hormonersatztherapie (HRT) und Selektive Östrogenrezeptor-Modulatoren (SERMs) haben bei Östrogenmangel-Situationen einen positiven Effekt auf das Skelett.
- Der Einsatz von HRT ist allerdings wegen der bekannten Nebenwirkungen (z. B. Thromboseneigung, Brustkrebsrisiko) in der Behandlung der Osteoporose eingeschränkt: „For symptoms only".
- HRT kann als erste Wahl für den Schutz der Knochengesundheit bei Mädchen mit anorexia nervosa eingesetzt werden.
- SERMs wie z. B. Raloxifen sind sinnvoll bei postmenopausalen Frauen mit gering ausgeprägter Osteoporose und erhöhtem Brustkrebsrisiko.
- Testosteron ist die Therapie der Wahl beim Hypogonadismus des Mannes.

4.1 Hormonersatztherapie in der Postmenopause

Bereits Jahre vor der Menopause ("Perimenopause") führt der zunehmende Östrogenmangel zu einem kontinuierlichen Knochenverlust. Ohne Hormonersatz verliert die Frau nach der Menopause jährlich 1 – 4% Knochenmasse. Bei langfristiger Anwendung von Östrogen kann die Inzidenz für Hüftfrakturen, Wirbel- und Unterarmbrüche um etwa 50% gesenkt werden. Die größten Effekte werden an der Wirbelsäule erzielt: innerhalb von 2 Jahren HRT sind Zuwächse

R. Bartl, *Antiosteoporotika*, essentials,
https://doi.org/10.1007/978-3-662-65475-0_4

der Knochendichte von bis zu 10% an der LWS und bis zu 4% am Schenkelhals zu erzielen. Die Frau in der Menopause steht daher vor der weitreichenden
Entscheidung, ob sie den Östrogenmangel ausgleichen und damit auch eine effektive Osteoporoseprophylaxe erzielen will („**Hormone Replacement Therapy**",
HRT). Die Entscheidung für oder gegen eine Hormonsubstitution sollte immer
gemeinsam mit dem Gynäkologen diskutiert und getroffen werden.

Die Daten des Östrogen/Gestagen-Arms der **Women's Health Initiative Study**
(WHI, 2003) haben den Sinn der HRT in der Prävention und Therapie der Osteoporose neu zur Diskussion gestellt. Diese Megastudie hat gezeigt, dass HRT
das Risiko vertebraler, nichtvertebraler und Oberschenkelhalsfrakturen signifikant senkt. Damit wurde erstmals die Wirksamkeit von HRT bezüglich des
Frakturrisikos belegt. Gleichzeitig aber hat die Studie zeigen können, dass kardiovaskuläre Erkrankungen und vor allem Brustkrebs unter HRT nach etwa 4 Jahren
zunehmen.

Als **Kontraindikationen** einer HRT gelten:

- unklare vaginale Blutung,
- Thromboseneigung,
- Lungenembolie,
- Nachweis eines Mammakarzinoms in der nahen Verwandtschaft,
- Bluthochdruck,
- chronische und akute Lebererkrankungen,
- schwere Hypertriglyzeridämie,
- Otosklerose,
- malignes Melanom.

Trotz der wichtigen physiologischen und pathophysiologischen Rolle des Östrogens für die Knochengesundheit wird derzeit Östrogen weder für die Therapie
noch für die Prävention der Osteoporose empfohlen. Eine Ausnahme sind junge
Patientinnen mit anorexia nervosa. Bei Frauen, die Östrogen zur Behandlung
klimakterischer Beschwerden einnehmen, hat Östrogen aber durchaus einen nütz-
lichen Nebeneffekt für den Erhalt der Knochendichte und für die Reduktion des
Frakturrisikos.

4.2   Orale Kontrazeptiva

Die Mehrheit der Studien mit kombinierten oralen Kontrazeptiva bei gesunden prämenopausalen Frauen ohne Östrogendefizit zeigt keinen Effekt auf die Knochendichte oder das Frakturrisiko. Lediglich niedrig dosierte orale Kontrazeptiva haben eine negative Auswirkung auf die Knochenmasse junger Frauen gezeigt.

4.3   Phytoöstrogene

Unter dem Begriff Phytoöstrogene versteht man natürliche Östrogene, die in bestimmten Pflanzen vorkommen. Vor allem in der Sojabohne, in bestimmten Erbsen- und Bohnenarten, Tee, Milch und Bier sind **Isoflavone** und **Lignane** gespeichert, die in Phytoöstrogene umgewandelt werden. Diese Substanzen wirken zwar 1000-mal schwächer als Östrogen, trotzdem haben sie einen spürbaren positiven Einfluss auf die lästigen Symptome der Menopause. Ein weiterer Vorteil ist, dass sie wie Östrogen auf den Körper einwirken, aber keine tumorauslösende Wirkung haben sollen.

4.4   Selektive Östrogenrezeptor Modulatoren („SERMs")

In den letzten Jahren werden immer mehr östrogenartige Substanzen eingesetzt. Es handelt sich dabei um Substanzen, die zwar keine Hormone sind, aber noch einige Wirkungen des Östrogens haben und nicht dessen Nebenwirkungen verursachen. Die genaue Bezeichnung ist „Östrogen-Rezeptor-Agonisten/Antagonisten" und im Amerikanischen werden sie deshalb **"Selective Estrogen Receptor Modulators"** (**SERMs**) genannt.

Tamoxifen. Tamoxifen wird bei Frauen mit Brustkrebs eingesetzt und wirkt wie ein Antiöstrogen auf das Brustgewebe, aber wie Östrogen auf andere Organe. Gestreute Tumorzellen des Brustkrebses, die noch Östrogenrezeptoren auf der Zelloberfläche haben, werden durch Tamoxifen in ihrem Wachstum gebremst. Dagegen verhält sich Tamoxifen wie ein Östrogen auf Knochen, Leber und Fettstoffwechsel.

Raloxifen. Diese positive Wirkung auf den Knochen wurde mit dem Raloxifen weiterentwickelt. Es hat keine Wirkung auf das Brustgewebe und die Gebärmutter, aber noch eine positive Wirkung auf Knochen und Fettstoffwechsel. Auf zellulärer Ebene werden v. a. die Osteoklasten supprimiert. Eine Studie hat gezeigt, dass Raloxifen das Risiko für das Erstauftreten einer Wirbelkörperfraktur im Vergleich zur Kontrollgruppe nahezu halbiert (MORE-Studie). Extravertebrale Frakturen werden jedoch nicht signifikant beeinflusst. Das Risiko, an einem Brustkrebs zu erkranken, nimmt unter Raloxifen deutlich ab (54 – 74%). Eine Therapie mit Raloxifen erscheint gegenwärtig insbesondere bei erhöhtem Mamma-karzinomrisiko und Zustand nach Mammakarzinom geeignet. Zugelassen ist das Medikament für die Prävention und Therapie der postmenopausalen Osteoporose.

4.5 Testosteron

Tritt bei einem jungen Mann ein auffallender Knochenschwund auf, so muss immer an eine sekundäre Osteoporose gedacht werden. Infrage kommen die Osteogenesis imperfecta und der **Hypogonadismus.** Die Therapie der Wahl beim Hypogonadismus ist der frühe Beginn der Behandlung mit Testosteron. Sie kann kombiniert werden mit anderen Medikamenten zum Wiederaufbau der Knochendichte. Vor Einsatz einer Testosteron-Ersatztherapie muss aber mittels PSA-Bestimmung und Prostatauntersuchung (Palpation, Sonografie) ein Prostatakarzinom ausgeschlossen sein.

4.6 Anabolika

Der mögliche Nutzen von Anabolika bei Osteoporose ist seit Langem bekannt und ist auf den anabolen Effekt auf die Muskulatur zurückzuführen. Auch eine direkte Wirkung auf die knochenaufbauenden Zellen ist beschrieben. Sinnvoll ist die Anwendung der Anabolika bei muskelschwachen bis zu kachektischen Patienten. Die Behandlungszeit sollte auf 3 Jahre begrenzt bleiben. Bekannte Nebenwirkungen wie Virilisierung der Frau oder Leberschäden müssen bedacht werden. Bei Männern muss mit einer Beeinträchtigung der Sexualfunktion gerechnet werden. Vor Therapiebeginn muss bei Männern ein Prostatakarzinom ausgeschlossen sein, da dieser Tumor durch Anabolika aktiviert werden kann.

Bisphosphonate und Denosumab

5

Übersicht

- Bisphosphonate (BP) hemmen den Stoffwechsel der Osteoklasten und sind potente Inhibitoren der Knochenresorption.
- Die modernen stickstoffhaltigen BP (z. B. Zoledronat, Ibandronat) sind erste Wahl („first line") in der medikamentösen Behandlung der Osteoporose.
- Die wöchentliche oder monatliche Einnahme von oralen BP hat die Einnahmetreue („Compliance") deutlich verbessert. Die intravenöse Gabe (jährlich, vierteljährlich) hat die Applikation nochmals vereinfacht.
- Denosumab als monoklonaler Antikörper gegen RANKL hemmt die Rekrutierung und Differenzierung der Osteoklasten.
- Langzeitnebenwirkungen wie Kiefernekrosen oder Femurschaftfrakturen sind in der Behandlung der Osteoporose extrem selten und sind nicht nur auf die BP beschränkt.
- Nach Absetzen von Denosumab kommt es zu einem raschen Abfall der Knochendichte („rebound"). Die Fortsetzung der Therapie mit einem BP zur Konservierung der gewonnenen Knochendichte ist daher obligat.
- Denosumab kann auch bei Niereninsuffizienz ohne Dosisanpassung gegeben werden.

R. Bartl, *Antiosteoporotika*, essentials,
https://doi.org/10.1007/978-3-662-65475-0_5

5.1   Bisphosphonate (BP)

Übersicht und Indikationen

Eine neue Ära der Behandlung von Knochenkrankheiten begann vor 30 Jahren mit der Einführung der „**Bisphosphonate**" (**BP**). Diese Substanzen werden exklusiv auf der Oberfläche des Knochens angereichert, werden von den Osteoklasten phagozytiert und hemmen deren Stoffwechsel. Dadurch wird der Knochenabbau reduziert. BP werden daher bereits seit langem eingesetzt bei:

- Morbus Paget und Morbus Gorham
- Hyperkalzämie und Knochenschmerzen
- Knochenmarködem-Syndrom und Morbus Sudeck
- Multiples Myelom und Knochenmetastasen
- Prothesenlockerung.

Sie stoppen nicht nur die Knochenzerstörung, sondern hemmen auch das Tumorwachstum im Knochen/Knochenmark. Bei der Osteoporose hemmen sie den Knochenabbau und führen damit zu einer positiven Knochenbilanz. Das Argument eines „eingefrorenen" Knochens unter der Gabe von BP ist schlichtweg falsch, da selbst nach 8 Jahren Therapie immer noch ein Basisumbau von 40–50 % nachzuweisen ist. Die stickstoffhaltigen BP gehören neben Denosumab zu den effektivsten Medikamenten („first line") in der Behandlung aller Formen der Osteoporose, sowohl bei Frauen als auch bei Männern, bei jungen und alten Menschen, bei angeborenen und erworbenen, primären und sekundären, „high-" und „low turnover"-, prä-, peri- und postmenopausalen Osteoporosen und sogar bei Kindern (in pädiatrisch/osteologischen Zentren).

Chemie und Wirkmechanismen

BP sind **Analoga des Pyrophosphats,** bei denen der Sauerstoff der P-O-P-Bindung durch Kohlenstoff ersetzt wird (P–C–P-Bindung) (Abb. 5.1). Durch Substitution der beiden Hydrogen-Atome auf dem C-Atom ist es möglich, verschiedene Bisphosphonate zu synthetisieren. Abb. 5.2 illustriert den Stoffwechsel der wichtigsten Bisphosphonate und ihre Verwandschaft mit den Statinen. Die

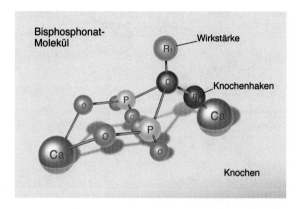

Abb. 5.1 Räumliche Struktur aller BP mit stickstoffhaltiger Kette (R1) verantwortlich für die Wirkstärke und Bindungsstelle („Knochenhaken") (R2) am Knochen

Dynamik dieser Substanzgruppe zeigt sich darin, dass die neuesten BP der 3. Generation 20. 000-mal potenter sind als Etidronat, das BP der ersten Generation (Tab. 5.1). BP haben eine hohe Affinität zu Strukturen der Knochenoberfläche (Abb. 5.3). Der Großteil der resorbierten Menge wird innerhalb von Stunden auf der Oberfläche des Knochens abgelagert, v. a. auf der arrodierten Knochenoberfläche unter den Osteoklasten. Dies führt zu einer wirksamen Hemmung der Osteoklasten mit Verminderung der Knochenresorption. Das abgelagerte BP wird Wochen bis Monate später in nur geringem Maße in den Knochen eingebaut und bleibt dort über viele Jahre bis Jahrzehnte nachweisbar. Eine messbare Wirksamkeit des „recycelten" BP ist schon aufgrund der extrem niedrigen Konzentration unwahrscheinlich. Laborchemisch führt die Osteoklastenhemmung zur verminderten Ausscheidung von Abbauprodukten des Kollagens im Blut und Urin. Über einen längeren Zeitraum bewirkt die Hemmung der Resorption eine **Zunahme der Knochenmasse,** am stärksten nachweisbar am trabekulären Knochen mit seiner großen Oberfläche. Stickstoffhaltige BP wie z. B. Zoledronat reduzieren nicht nur das Frakturrisiko signifikant, sondern senken auch das **Mortalitätsrisiko.** BP haben auch einen **antiproliferativen Effekt** auf das Tumorwachstum.

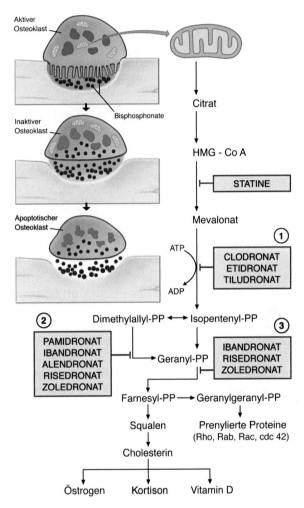

Abb. 5.2 Zelluläre und biochemische Wirkmechanismen der verschiedenen BP im Osteo-klasten. Links oben: BP lagern sich in den Resorptionslakunen unter den Osteoklasten ab. Sie werden von den Osteoklasten resorbiert und führen zu einer Zellaktivierung mit Schwund des „ruffled border" und zur Apoptose der Zelle. Rechts: Biosyntheseweg der Sterole und Isop-renoide. Diese Syntheseschritte laufen in den Mitochondrien des Osteoklasten ab. 1, 2, und 3 = unterschiedliche Generationen der BP mit Ihren Angriffspunkten. BP der 2. und 3. Gene-ration führen zu einem Aufstau vom Isopentenyl-PP, Auslöser der „akuten Phase Reaktion". Diese kann durch gleichzeitige Gab von Clodronat gemildert werden. Beachte die enge Ver-wandschaft der Statine und BP, die dadurch auch ähnliche Wirkungen aufweisen können (Verbesserung der Fettstoffwechsels und gleichzeitig antiresorptive Wirkung)

Tab. 5.1 Molekulare Struktur und relative Potenz der in der Praxis verwendeten Bisphosphonate (BP)

| Bisphosphonate | | R_1 | R_2 | Relative |
Substanz	Handelsname			Potenz
Etidronat	Didronel®	OH	CH_3	1
Clodronat	Ostac®, Bonefos®	Cl	Cl	10
Pamidronat	Aredia®	OH	$CH_2-CH_2-NH_2$	100
Alendronat	Fosamax® Fosavance®	OH	$CH_2-CH_2-CH_2-NH_2$	1000
Risedronat	Actonel®	OH	CH_2- ⟨Pyridin⟩	5000
Ibandronat	Bondronat® Bonviva®	OH	$CH_2-CH_2-N-C_5H_{11}$, CH_3	10000
Zoledronat	Zometa® Aclasta®	OH	CH_2-N ⟨Imidazol⟩	20000

Pharmakokinetik der BP

Die BP zirkulieren einige Stunden unverändert im Blut, binden sich teilweise an Albumin, werden im Knochen abgelagert und nur ein kleiner Anteil wird über die Niere wieder ausgeschieden. Eine Metabolisierung im Körper findet nicht statt. Eine Interaktion mit anderen Medikamenten ist nicht bekannt. Die **intestinale Resorption** ist gering und beträgt zwischen < 1 und 10%. Die Amino-BP werden nur <1% resorbiert (Abb. 5.4). Die Resorption im Darm wird weiter vermindert mit gleichzeitiger Nahrungsaufnahme. Für Alendronat und Risedronat wird die Einnahme der Tablette mit Leitungswasser 0,5 h vor dem Frühstück in aufrechter Position empfohlen, um die Resorption sicherzustellen und den Magen-Darm zu schonen. Die Tablette darf nicht mit Magensäure zurück in die Speiseröhre. Bei Schluckstörungen oder bei bestehender Refluxösophagitis sollte von Beginn an eine intravenöse Therapie mit Umgehung des Magen-Darmtraktes vorgezogen werden.

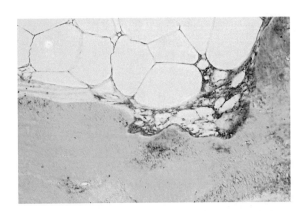

Abb. 5.3 Ablagerung der BP (rot) in einer Resorptionslakune und im Zytoplasma eines Osteoklasten. BP lagern sich bevorzugt auf einer „wunden", für das Andocken der Osteoklasten vorbereiteten Knochenoberfläche, in den Resorptionslakunen und in den Osteoklasten selbst ab und entfalten daher gerade bei Patienten mit „high turnover" Osteoporose ihre stärkste antiresorptive Wirkung. Wirksam ist unter der Therapie das BP auf der Oberfläche des Knochens. Der Anteil des BP, der im Laufe der Therapiejahre in der Knochenmatrix und im Bereich der Osteozyten eingelagert wird, kann erst wieder im Verlauf des Knochenumbaus an die Oberfläche kommen und eine relativ geringe Wirksamkeit – wenn überhaupt – entfalten. Die Halbwertszeit des BP im Knochen beträgt etwa 5 Jahre. Antikörper gegen Ibandronat, in Acrylat eingebettete Knochenbiopsie eines Patienten, zwei Wochen nach Infusion von 4 mg Ibandronat

Nebenwirkungen der BP

BP sind sehr gut verträglich, wenn die Einnahmevorschriften genau eingehalten werden. **Nebenwirkungen** sind dann gering und nur sehr selten schwerwiegend:

Gastrointestinale Beschwerden. Bei oraler Gabe wurden gastrointestinale Beschwerden wie Übelkeit, Bauchschmerzen, Erbrechen und Durchfall dosisabhängig bei 2 – 10% der Patienten berichtet. Die vereinzelt berichteten Entzündungen und Ulzerationen der Speiseröhre lassen sich durch ein genaues Umsetzen der Einnahmevorschriften zuverlässig vermeiden. Patienten mit Refluxösophagitis oder bettlägerige Patienten dürfen keine stickstoffhaltigen BP einnehmen.

Akute-Phase-Reaktion. Eine Akute-Phase-Reaktion kann 24 h nach erstmaliger i.v. Gabe eines Amino-BP auftreten, mit Temperaturerhöhung, Gliederschmerzen, Myalgien und Knochenschmerzen. Ein kausaler Zusammenhang mit dem Auftreten von Herzrhythmusstörungen konnte bisher nicht belegt werden.

Atypische Femurschaftfrakturen (AFF). In den letzten Jahren wurden Fallberichte von atypischen Femurfrakturen unter Langzeittherapie mit BP publiziert

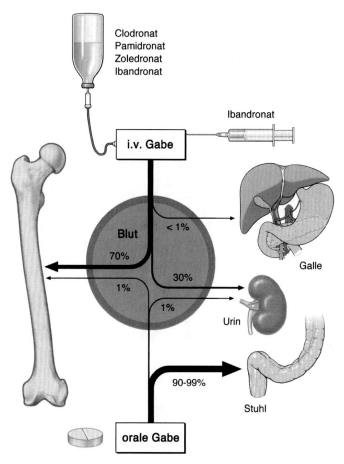

Abb. 5.4 Pharmakokinetik der BP. Beachte die extrem schlechte Absorption bei oraler Applikation!

(Abb. 5.5). Häufig gehen prodromale Oberschenkelschmerzen voraus (Ermüdungsfrakturen?). Die Frakturen können bilateral auftreten mit verzögerter Frakturheilung. Dieser Frakturtyp ist aber mit 1 % aller Femurfrakturen selten und wird bei Patienten unter Langzeit-BP häufiger beobachtet. Die AFF-Inzidenz steigt mit 1,78 pro 100.000 Frauen mit ein BP Therapiedauer von 2 Jahren auf

Abb. 5.5 Komplette
atypische
Femurschaftfraktur (AFF)
mit typischem medialen
Ausläufer. Dieser
Frakturtyp ist aber mit 1 %
aller Femurfrakturen selten
und wird vor allem bei
Tumorpatienten unter
Langzeit-BP und hoher
Dosierung beobachtet

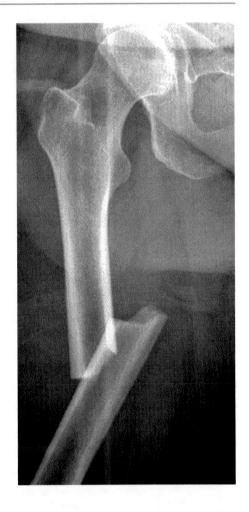

100 pro 100.000 Frauen mit einer BP Therapiedauer von 8 Jahren oder mehr.
Es ist daher ratsam, Frauen nach einer Langzeittherapie mit einem BP noch
3–5 Jahre zu kontrollieren.

Hautallergie. Ganz selten muss die Therapie wegen Hautallergie abgebrochen
werden.

Augenentzündungen. Uveitis, Skleritis und Episkleritis wurden bei Pamidronat und Alendronat vereinzelt (1/1000 Patienten) beobachtet. Nach Absetzen
des BP und unter Verwendung von Glukokortikoiden war die Augenentzündung
wieder rasch reversibel.

Hypokalzämie/Hypomagnesiämie. Etwa 3% der Patienten weisen im Rahmen einer Infusionstherapie eine leichte Hypokalzämie und Hypomagnesiämie auf, die jedoch nach unserer Erfahrung in keinem Fall klinisch relevant waren. **Niere.** Vor i.v. Gabe von BP muß die Nierenfunktion geprüft werden, da vereinzelt bei höheren Dosierungen eine Verschlechterung der Nierenfunktion beobachtet wurden. Bei eingeschränkter Nierenfunktion sollten daher vor allem bei intravenöser Gabe von BP folgende Anpassungen erfolgen:

- Engmaschige Kontrollen der Nierenfunktion, einschließlich der GFR,
- Verlängerung der Infusionsdauer auf 1 h
- Höhere Mengen der Infusionslösung (z. B. 250 ml isotonische NaCl-Lösung, cave Überwässerung)
- Dosisreduktion (siehe Fachinformation des entsprechenden BP)
- Evtl. Bikarbonatgabe.

Bei Patienten mit ausgeprägter Niereninsuffizienz (GFR <30 ml/min) soll grundsätzlich kein BP mehr gegeben werden. Eine gute Hydrierung und Überwachung der Nierenfunktion vor und nach Gabe einer BP-Infusion wird empfohlen.

Kiefernekrosen (Osteonecrosis of the jaw, ONJ) Bei Langzeitgabe von Pamidronat und Zoledronat wurde bei Tumorpatienten vermehrt das Auftreten von Kiefernekrosen beschrieben. Als typische **Symptome** gelten Kieferknochen ohne Schleimhautüberzug, Fisteln, Schleimhautödem, Eiter, periorale Parästhesien, Schmerzen, Mundgeruch und Zahnlockerung (Abb. 5.6). Als Erklärung kann die starke Anreicherung der BP und die Makrophagenhemmung im Kieferknochen angeführt werden. Diese schwerwiegende Komplikation tritt aber fast ausschließlich bei immunsupprimierten Tumorpatienten unter hohen i.v. Dosen und bei der Wahl monatlicher Intervalle von Zoledronat oder Pamidronat auf. Die um das 10-fache niedrigere Dosierung bei Patienten mit Osteoporose verursacht nach den Daten eines Fallregisters aber äußerst selten Kieferprobleme.

> Bei Kindern und Jugendlichen wurden bisher unter der Gabe von BP keine Kiefernekrosen beobachtet!

Die ASBMR („American Society of Bone and Mineral Research") geht von einer ONJ-Inzidenz von 1 in 10.000 bis 100.000 Patientenbehandlungsjahren aus. Davon traten 90 % der ONJ bei Tumorpatienten auf, die wesentlich höhere Dosen in kürzeren Intervalle verabreicht bekommen haben. Die Inzidenz kann mit Vorsorgemaßnahmen und in Zusammenarbeit mit den Zahnärzten weiter

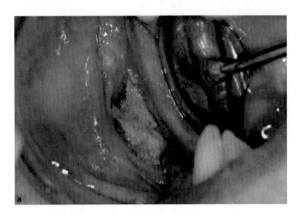

Abb. 5.6 Tumorpatientin mit Osteonekrose des Kiefers (ONJ) nach langjähriger monatlicher Zoledronat-Gabe

deutlich reduziert werden. Kiefernekrosen unter BP können nach den bisherigen Erkenntnissen bei folgenden **Risikofaktoren** auftreten:

- Raucher
- Diabetes mellitus
- Immunsupprimierte Tumorpatienten mit schlechter Abwehrlage,
- Gabe von Chemotherapeutika und/oder Glukokortikoide,
- vorbestehende Osteomyelitis im Kieferbereich oder entzündliche Zahnerkrankungen,
- Zahnextraktionen oder kieferchirurgische Eingriffe,
- mangelhafte Mundhygiene,
- Einsatz von i.v. BP in hoher Dosierung und in monatlichen Intervallen (z. B. 4 mg Zoledronat monatlich),
- Einsatz von BP mit hoher Affinität zum Knochen, mit Aktivierung bereits bei einem neutralen pH-Wert und mit hohen Gewebskonzentrationen (Gefahr der Kumulation!).

Werden diese Risikogruppen engmaschig und interdisziplinär überwacht, so ergibt sich in der Osteoporosetherapie unter Bisphosphonaten oder

Denosumab eine geschätzte Häufigkeit von 1 Ereignis pro 1.000.000 Patientenjahren!

Der EMEA („European Medicines Agency") lagen bis Juni 2006 78 Fälle von Kiefernekrosen unter Alendronat vor. Dieser Zahl stehen 12,9 Mio. Patienten gegenüber, die Alendronat einnehmen (Prävalenz von 0,000006%!). Es erscheint auch derzeit nicht erforderlich, Osteoporose-Patienten vor einer BP-Therapie eine prophylaktische Zahnsanierung anzuraten. Bei Zahnextraktionen oder Einbau von Implantaten ist es allenfalls aus Sicherheitsgründen ratsam, das BP in diesem Zeitraum auszusetzen. Eine vorausgegangene oder aktuelle BP-Therapie bei einem Osteoporose-Patienten ist kein Grund, eine notwendige Zahnbehandlung abzulehnen! Von Experten werden daher folgende **Empfehlungen** gegeben:

- Vor Beginn einer oralen oder i.v. BP-Therapie Inspektion und Anamnese des Zahn/Kieferstatus. Nur bei Auffälligkeiten Überweisung an den Zahnarzt zur Abklärung.
- Bei bereits laufender Osteoporosetherapie mit einem oralen BP Fortführung der Therapie unter zahnärztlichen Eingriffen, da das Risiko für die Entwicklung einer Kiefernekrose extrem gering ist.
- Bei Gabe eines i.v. BP Unterbrechung der Therapie bei zahnärztlichen/kieferchirurgischen Eingriffen (z. B. Implantate) bis zur Abheilung der Wunde.

Als **Therapie der ONJ** kommen je nach Schweregrad Mundhygiene, topische und systemische Antibiotika, chirurgische Entfernung des nekrotischen Knochens bis hin zur Kieferrekonstruktion zur Anwendung.

...und noch eine positive „Nebenwirkung" der BP
Mehrere Studien haben einen positiven Einfluß der BP auf das **kardiovaskuläre System** gezeigt. In der ARCH- Studie haben Patientinnen im Alendronat-Arm eine geringere Anzahl von kardiovaskulären Ereignissen erkennen lassen und damit die schon länger aufgestellte Hypothese unterstützt, daß BP gegen Myokardinfarkt und Schlaganfall schützen. Unter Ibandronat i.v. steigt das HDL/LDL Verhältnis signifikant an und belegt die molekulare Ähnlichkeit und Stoffwechsel-Verwandschaft mit den Statinen. Patientinnen unter Zoledronat wiesen in der HORIZON-Studie eine signifikant geringere Mortalität gegenüber den Patientinnen im Placeboarm

auf. Ferner waren das LDL im Serum und die Intima-Media-Dicke der Karotiden nach einem Jahr deutlich reduziert.

Als **Kontraindikationen bei BP** gelten Schwangerschaft und Stillzeit, obwohl bisher keine Nebenwirkungen in diesem Zusammenhang bekannt sind. Ob BP überhaupt klinisch relevant plazentagängig sind, ist umstritten und leider wenig untersucht.

5.2 Denosumab

Wirkung und Anwendung von Denosumab

Der monoklonale RANKL-Antikörper **Denosumab** wurde bei der postmenopausalen Osteoporose bereits an 7900 Patienten getestet (**FREEDOM-Studie**) und ist unter folgenden Handelsnamen auf dem Markt:

- **Prolia®** (60 mg halbjährlich subkutan, Indikation: Behandlung der Osteoporose bei postmenopausalen Frauen mit erhöhtem Frakturrisiko und für die Behandlung von Knochenschwund im Zusammenhang mit Hormonablation bei Männern mit Prostatakarzinom mit erhöhtem Frakturrisiko) und
- **XGEVA®** (120 mg monatlich subkutan, Indikation: Prävention von skelettbezogenen Komplikationen (pathologische Fraktur, Bestrahlung des Knochens, Rückenmarkkompression oder operative Eingriffe am Knochen) bei Erwachsenen mit Knochenmetastasen aufgrund solider Tumoren) auf den Markt.

Denosumab blockiert durch seine Bindung an RANKL die Differenzierung und Fusionierung der Osteoklasten, reduziert die Knochenresorption und steigert dadurch die Knochenmasse (Abb. 5.7) Es kommt zu einem raschen, starken und lang anhaltenden (bis zu 6 Monate) Abfall der Knochenresorptionsmarker. Denosumab wird nur 2-mal im Jahr s.c. gespritzt und wird gut vertragen. Der große Vorteil gegenüber den BP liegt darin, daß es auch bei niereninsuffizienten Patienten und ohne Dosisreduktion (kurze Halbwertszeit!) gegeben werden kann. In der Onkologie wurden unter Denosumab (nur bei einer Dosierung von 120 mg monatlich!) ebenfalls Kiefernekrosen und atypische Femurfrakturen beobachtet, in der Häufigkeit vergleichbar mit Zoledronat.

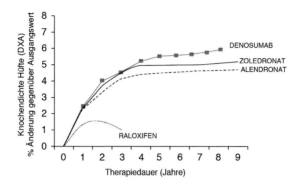

Abb. 5.7 Prozentuale Zunahme der Knochendichte (DXA der Hüfte) ab Ausgangswert unter Therapie mit Denosumab, Zoledronat, Alendronat und Raloxifen

Therapiedauer von Denosumab

Es gibt keine Limitierung für die Dauer einer Denosumab-Therapie. Bei Absetzen einer Therapie mit Denosumab kommt es zu einem raschen Verlust der gewonnenen Knochendichte und damit zu einem erneuten Anstieg des Frakturrisikos („**rebound**" **Effekt**). Bereits 9 Monate nach Absetzen von Denosumab waren die Knochenumbaumerker wieder beim Ausgangswert. Die Knochendichte geht wieder auf den Ausgangswert zurück und der Schutz gegen Wirbelfrakturen ist bereits innerhalb eines Jahres verloren. Eine Zoledronat-Infusion unmittelbar nach der letzten Denosumabdosis führt zu keinem Schutz der gewonnenen Knochendichte, da der unterdrückte Knochenumbau die Aufnahme des BP auf der Knochenoberfläche offensichtlich verhindert. Deshalb wird eine Fortführung der Therapie mit einem BP (z. B. Zoledronat Jahresinfusion oder Alendronat Wochentablette) erst 3–6 Monate nach der letzten Denosumab-Gabe empfohlen. Damit können die Gewinne von Knochendichte unter Denosumab konserviert werden. Die Fortführung der Therapie mit einer osteoanabolen Substanz wird dagegen nicht empfohlen. Das Konzept eines „drug holiday" ist unter Denosumab nicht anzuwenden.

Nebenwirkungen von Denosumab

Denosumab hemmt den Knochenabbau stärker als die BP. Ob diese massive Hemmung der Knochenresorption unerwünschte Nebenwirkungen auf die Knochenqualität zeigen wird, ist noch nicht klar. Denosumab kann zu einem Abfall des Serum-Kalziumspiegels führen. Ein Kalzium- und Vitamin D-Mangel muß daher vor Therapiebeginn ausgeschlossen oder behandelt sein. Die häufigsten Nebenwirkungen bei postmenopausalen Frauen waren Rückenschmerz, Schmerz in den Extremitäten, Hypercholesterinämie, muskuloskelettale Schmerzen, Zystitis, Bronchitis und Dermatitis. RANKL wird auch von Immunzellen (aktivierte T-Zellen, B-Zellen und dentritische Zellen) exprimiert, sodaß ein hemmender Einfluss von Denosumab auf die Funktion des Immunsystems zu erwarten ist. Untersuchungen in der FREEDOM-Extension-Studie haben gezeigt, daß unter Denosumab zwar Infektionen des Magen-Darm-Traktes, des Urogenitalsystems, der Haut und Endokarditis häufiger vorkommen als in der Plazebogruppe, diese Ereignisse waren aber nicht signifikant höher.

Teriparatid und Romosozumab

6

Übersicht

- Teriparatid (humanes PTH 1–34) steigert den Knochenaufbau und reduziert signifikant das Risiko für vertebrale und non-vertebrale Frakturen.
- Romosozumab (Sklerostin-Antikörper) bewirkt eine Blockierung des Sklerostin mit der Folge einer anabolen Wirkung in den ersten Monaten. Später überwiegt eine milde antiresorptive Wirkung (Fehlen des unerwünschten „coupling"!).
- Romosozumab wird in einer Dosis von 210 mg monatlich subkutan über 1 Jahr verabreicht. Nach 1 Jahr Therapie mit Romosozumab empfiehlt sich die Folgetherapie mit einem stickstoffhaltigen BP, um einen Verlust der gewonnenen Knochenmasse zu verhindern.

6.1 Teriparatid (hPTH 1–34)

Bis zur Einführung der „Peptide der Parathormonfamilie" waren die für Prävention und Therapie der Osteoporose zugelassenen Medikamente ausschließlich antiresorptive Substanzen. Trotz ihrer nachgewiesenen klinischen Effektivität bewirken die „Antiresorptiva" keine Knochenneubildung. Die Reduktion des Frakturrisikos, wenn auch hochsignifikant, beträgt selten mehr als 50 – 60% gegenüber der Kontrollgruppe. Anabole Substanzen stimulieren dagegen primär die Osteoblasten und Stromazellen, die wiederum über Zytokine die Osteoklasten stimulieren. Diese Substanzen aktivieren daher den gesamten Knochenumbauzyklus. Die relativ stärkere Aktivierung des osteoblastischen Knochenanbaus

Abb. 6.1 Darstellung des „anabolic window"-Konzeptes einer osteoanabolen Substanz, mit anfänglicher Stimulierung der Knochenformation, erst später gefolgt von einer Zunahme der Knochenresorption

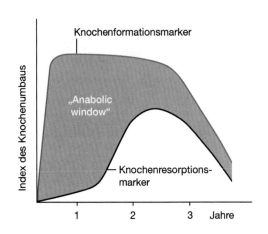

führt zu einer steten Zunahme der kortikalen wie spongiösen Knochenmasse („Anabolic window", Abb. 6.1), in der Regel mit einer Zunahme der Knochenfestigkeit und Abnahme des Frakturrisikos verknüpft. Bei den effektiven und für die Behandlung der Osteoporose zugelassenen osteoanabole Medikamente sind derzeit nur das Teriparatid (1–34) auf dem Markt, das Parathormon (1–84) wurde vom Hersteller wieder aus dem Handel gezogen worden.

Parathormon (PTH) reguliert die Kalziumhomöostase und tauchte vor vielen Millionen Jahren erstmals bei Säugetieren auf, die aus den kalziumreichen Ozeanen auf das kalziumarme Land umgezogen sind. Es handelt sich dabei um ein Polypeptid von 84 Aminosäuren. Es wird in der Nebenschilddrüse gebildet und bei Absinken der extrazellulären Kalziumkonzentration ins Blut freigesetzt. Die Hauptwirkungen von PTH bestehen darin, die Konzentration von Kalzium im Blut zu steigern und von Phosphat zu verringern. So begünstigt das PTH die Phosphatausscheidung über die Nieren und senkt damit die Phosphatkonzentration im Blut. Die Konzentration von Kalzium wird erhöht, indem PTH

- Kalzium aus dem Knochen freisetzt,
- die Rückresorption von Kalzium in der Niere steigert,
- die Synthese von Calcitriol stimuliert.

Die Wirkung des Parathormons bei kontinuierlicher (physiologischer) und pulsativer (pharmakologischer) Verabreichung auf die Knochenzellen ist unterschiedlich.

Parathormon erhöht bei intermittierender Applikation Knochendichte, Knochenbelastbarkeit und Verknüpfung der Knochenbälkchen, mit der Konsequenz einer Risikoreduktion vertebraler und nonvertebraler Frakturen. Es ist noch ungeklärt, warum sich intermittierend verabreichte niedrige Dosen so dramatisch von einer kontinuierlichen Verabreichung bezüglich des Effekts auf Knochenzellen unterscheiden. Kürzlich konnte gezeigt werden, dass Parathormon die Osteoblastenapoptose reduziert, damit die Überlebenszeit der Osteoblasten verlängert und die Kollagenproduktion erhöht. Man konnte andererseits auch zeigen, dass unter PTH die periostale Knochenbildung, das kortikale Volumen und die Querschnittsfläche langer Röhrenknochen zunahmen – wichtige Indikatoren für die biomechanische Festigkeit des Knochens. Die Zunahme des Außen- und Innenradius führt dabei zu einer Zunahme des Flächenträgheitsmoments und der Knochenfestigkeit, obwohl die kortikale Knochenmineraldichte nur um wenige Prozent zu- oder vorübergehend sogar abnimmt. Als **Indikationen** für den Einsatz von Teriparatid gelten:

- Patienten, die unter Bisphosphonaten mit der Knochendichte abfallen,
- Patienten, bei denen unter Bisphosphonaten weitere Frakturen auftreten,
- Patienten, bei denen der T-Score unter Therapie weiter sehr niedrig ist,
- Patienten, die orale Bisphosphonate nicht vertragen.

Rückenschmerzen, Übelkeit, Kopfschmerzen, orthostatische Hypotonie waren die auffallendsten **Nebenwirkungen,** diese traten jedoch nur selten und dosisabhängig auf. Weniger als 5% der Patienten zeigten eine Erhöhung des Serumkalziumspiegels, in keinem Fall war jedoch eine symptomatische Hyperkalzämie zu beobachten. Ferner muss betont werden, dass osteogene Sarkome bei Patienten nicht beobachtet wurden. Als Nachteil in der Anwendung erwies sich die Notwendigkeit der täglichen subkutanen Injektionen. Als **Gegenanzeigen** gelten:

- Vorbestehende Hyperkalzämie,
- schwere Niereninsuffizienz,
- metabolische Knochenkrankheiten, mit Ausnahme der primären Osteoporose,
- ungeklärte Erhöhung der alkalischen Phosphatase,
- vorausgegangene Strahlentherapie des Skeletts und
- Schwangerschaft und Stillzeit.

Die Therapiedauer von Teriparatid ist in Europa auf 18 Monate und in den USA auf 24 Monate beschränkt worden.

6.2   Sklerostin-Antikörper (Romosozumab)

Es handelt sich um einen Antikörper gegen das zirkulierende Proteinprodukt
von SOST, Sklerostin, das ausschließlich im Knochen von Osteozyten produziert wird (Abb. 6.2). Eine Phase I –Studie mit Anti-Sklerostin konnte bei
gesunden Frauen und Männern ein Ansteigen der Knochenformations- und eine
Abnahme der Knochenresorptionsmarker (Serum CTx) belegen (Abb. 6.3a).Die
Hemmung der Produktion bzw. der Aktivität von Sklerostin führt zu einer deutlichen Zunahme der Knochendichte sowohl im Bereich der Lendenwirbelsäule als
auch der Gesamthüfte (Abb. 6.3b). Der Anstieg der Knochendichte durch eine
12-monatige Romosozumab-Behandlung variiert je nach Vortherapie. BP und vor
allem Denosomab in der Vorbehandlung hemmen den Anstieg der Knochendichte
in der LWS und Hüfte. Im Gegensatz zu Parathormon hemmt Romosozumab die
Knochenresorption und führt zu einer deutlichen Zunahme der Knochendichte.

> Sklerostin-Antikörper steigern nicht nur den Knochenanbau, sondern hem-
> men gleichzeitig auch den Knochenabbau (duale Wirkung) und führen
> bereits nach 1 Jahr zu einer eindrucksvollen Zunahme der Knochendichte.
> Nach Beendigung der Therapie kommt es wie bei Denosumab zu einem
> raschen Abfall der Knochendichte bis hin zum Ausgangswert vor Therapie.
> Die Anschlusstherapie mit einem potenten BP ist daher obligat.

Die Abnahme der osteoklastischen Knochenresorption erklärt sich durch den
inhibitorischen Effekt des Antikörpers auf die Produktion von RANKL in den

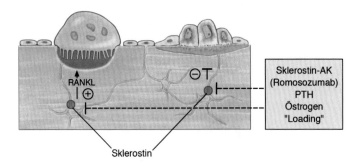

Abb. 6.2 Wirkung von Romosozumab und anderer Substanzen über die Sklerostin-
Blockierung auf Osteoklasten und Osteoblasten

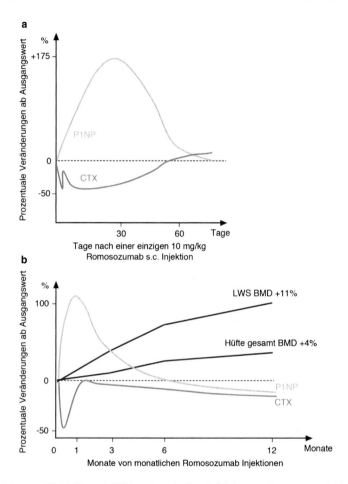

Abb. 6.3   a und b (a) Phase-1-Effekte einer einzigen Injektion von Romosozumab (210 mg) auf Knochenumbaumarker. P1NP (Formationsmarker, hellblau) steigt rasch an und erreicht einen Spitzenwert von 175 % über dem Ausgangswert und fällt dann innerhalb von 60 Tagen wieder zurück auf den Ausgangswert. CTX (Resorptionsmarker blau) fällt nach der Injektion steil ab, kehrt langsam zurück und erreicht den Ausgangswert nach 50–60 Tagen. (b) Phase 2 Effekte von 12 Monatsinjektionen von Romosozumab (210 mg) auf die biochemischen Umbaumarker und die Knochendichte postmenopausaler Frauen. Modifiziert nach [13].

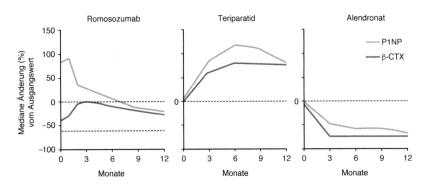

Abb. 6.4 Verlauf der biochemischen Marker des Knochenumbaus während der Therapie mit subkutanen Injektionen von Teriparatid (20 μg/Tag) und Romosozumab (210 mg/Monat) und mit der Wochentablette Alendronat (70 mg/Woche) für 1 Jahr. Romosozumab steigert die Knochenformation und reduziert die Knochenformation, Teriparatid erhöht sowohl Resorption als auch Formation, während Alendronat sowohl Formation als auch Resorption reduziert. P1NP = Knochenformationsmarker, β-CTX = Knochenresorptionsmarker. Modifiziert nach [15]

Osteozyten. Zu Therapiebeginn ist Romosozumab eine rein anabole Substanz, während im weiteren Verlauf eine milde antiresorptive Wirkung im Vordergrund steht. Zwei Wochen nach Beginn der Behandlung nimmt der Knochenbildungsmarker P1NP mit einem Spitzenanstieg von 145 % im Vergleich zu Plazebo zu, der Knochenresorptionsmarker CTX dagegen mit einer maximalen Reduktion von ca. 55 % gegenüber Plazebo ab (Abb. 6.4). Die anabole Wirkung nimmt in den klinischen Studien aber nach 2–3 Monaten langsam ab, sodaß im weiteren Verlauf eine milde antiresorptive Wirkung im Vordergrund steht. Die Knochendichte nahm unter Romosozumab an Wirbelsäule und Hüfte signifikant zu, stärker sogar als unter Gabe von Parathormon oder Bisphosphonaten. Bereits nach einem Jahr Therapie mit Romosozumab nahm das Risiko für Wirbelbrüche um mehr als 60 % ab. Der Antikörper wurde gut vertragen. In der **FRAME**-Studie (Phase III-Studie) waren keine kardiovaskulären Probleme bekannt geworden, wohl aber in der **ARCH**-Studie (Vergleich mit Alendronat) und auch in der **BRIDGE**-Studie (bei Männern). In der placebokontrollierten **BRIDGE-Studie** wurden 245 Männer mit manifester Osteoporose über 1 Jahr mit Romosozumab behandelt und zeigten eine signifikante Zunahme der Knochendichte im Bereich der Wirbelsäule (12,1 %) und der Hüfte (2,5 %).

Neue Auswertungen zeigen, daß im Romosozumab-Arm (FRAME) keine Zunahme der kardiovaskulären Ereignisse gegenüber Placebo zu erkennen ist,vielmehr ein Schutz gegen kardiovaskuläre Ereignisse im Alendronat-Arm (ARCH).

Kontraindikation: Romosozumab ist nicht für die Anwendung in der Schwangerschaft und Stillzeit indiziert. Osteonekrosen des Kiefers oder Oberschenkelschaftfrakturen wurden bei Patienten unter Romosozumab selten berichtet.

Romosozumab ist wie Denosumab eine **reversible Therapie („rebound" Effekt)**. Der Gewinn an Knochendichte unter diesem Medikament wird wieder schnell nach Abbruch der Therapie verloren. Die Anschlusstherapie mit einem BP wird daher empfohlen.

Monitoring und Compliance der Osteoporosetherapie

7

Übersicht

- Langzeittherapien chronischer Erkrankungen bedürfen regelmäßiger Kontrollen, Anpassungen der Therapie und Früherkennung möglicher Nebenwirkungen.
- Die empfohlene Dauer einer Therapie mit BP oder Denosumab beträgt je nach Schweregrad der Osteoporose mindestens 3 bis 5 Jahre und sollte individuell fortgesetzt werden. Der Therapiezeitraum von 1 Jahr sollte nicht unterschritten werden.
- Der Therapieerfolg wird kurzfristig (Monate) mit der Bestimmung von Knochenumbaumarkern und langfristig (Jahre) mit der DXA-Messung und dem Auftreten von Frakturen überprüft.
- Heute wird weltweit nach 5 Jahren Therapie mit einem antiresorptiven Medikament eine einjährige Pause („drug holiday") empfohlen – falls kein hohes Frakturrisiko vorliegt!
- „Therapieversager" sind selten und bedürfen einer Überprüfung der Diagnose (sekundäre Osteoporose?), des Therapieschemas und der Einnahmetreue des Patienten.
- Nach Absetzen von Denosumab, Teriparatid oder Romosozumab wird die Fortführung der Therapie nach einer Pause von einigen Monaten mit einem BP empfohlen, um den raschen Verlust der gewonnenen Knochendichte zu unterbinden.
- Anabole Substanzen sollten möglichst vor antiresorptiven Substanzen zum Einsatz kommen.

R. Bartl, *Antiosteoporotika*, essentials,
https://doi.org/10.1007/978-3-662-65475-0_7

- Die Zahl an Patienten, die in Europa ein Antiosteoporotikum erhielten, stieg bis 2008 kontinuierlich an und fiel dann nach einem Plateau stetig ab. Diese „osteoporosis treatment gap" scheint sich derzeit in den USA und in Europa zu verschlimmern.

7.1   Verbesserung der Einnahmetreue

Schlechte Medikamententreue ist einer der limitierenden Faktoren in der Behandlung chronischer Erkrankungen. Dies gilt vor allem für die Osteoporose, die im frühen Stadium symptomlos verläuft und unter Therapie dem Patienten kurzfristig kein Erfolgserlebnis erkennen läßt. Es bedarf auch einer Langzeitbehandlung von 3–5 Jahren, um Knochenbrüchen vorzubeugen. Zudem wird ein alleingelassener Patient beim Lesen des Beipackzettels und der denkbar möglichen Nebenwirkungen verunsichert, sodaß er häufig die Tabletten absetzt, ohne den Arzt von seiner Entscheidung zu informieren. Wichtige Faktoren für eine **ungenügende Einnahmetreue** sind:

- Komplexität der Einnahmevorschrift,
- Auftreten von Nebenwirkungen,
- Häufigkeit der Einnahme,
- Angst vor möglichen Nebenwirkungen,
- Fehlendes Bewußtsein um die Notwendigkeit und Wirksamkeit der Behandlung.

In einer deutschen Studie haben 54–72 % der Patienten das orale Bisphosphonat nach 1 Jahr nicht mehr eingenommen. Ungefähr 20 % hörten sogar bereits nach einem Monat mit der Behandlung selbständig auf, ohne den behandelnden Arzt zu informieren. Therapietreue senkt das Risiko für osteoporotische Frakturen bereits nach 6 Monaten um 29 % und nach 12 Monaten um 45 % mehr als schlechte Adhärenz. Je besser die Therapie eingehalten wird, desto effektiver und kostengünstiger die Behandlung. Vor allem bei Patienten mit osteoporotischer Fraktur muß der Arzt darauf hinweisen, daß das Risiko für Folgefrakturen besonders hoch ist und sich eine medikamentöse Therapie „lohnt". Allein die Einführung der Wochen- und Monatstablette hat gegenüber der Tagestablette eine deutliche Verbesserung der Einnahmetreue bei den oralen BP bewirkt.

7.2 Monitoring antiresorptiver Therapie

Es ist bekannt, dass die Verbesserung der Knochenfestigkeit („bone strength")
unter antiresorptiven Substanzen nur z. T. mit der Zunahme der Knochendichte
zu erklären ist. Neben der Knochendichte (Abb. 7.1) sind v. a. Veränderungen der Knochenarchitektur, des Knochenumbaus und des Knochenmaterials als
wichtige Faktoren der Knochenfestigkeit zu berücksichtigen. Der Vorteil der
Knochenmarker im Monitoring besteht darin, dass bereits nach 1–3 Monaten
„non-responder" erkannt werden können. Die **LSC** („least significant change")
beträgt bei Formationsmarkern 25% und bei den Resorptionsmarkern 40 – 65%
(Abb. 7.2). Fällt daher der Resorptionsmarker um etwa ein Drittel gegenüber dem
Ausgangswert ab, so kann gefolgert werden, daß

- der Patient das Medikament einnimmt,
- die Substanz resorbiert wird und
- ein biologischer Effekt am Knochen vorliegt.

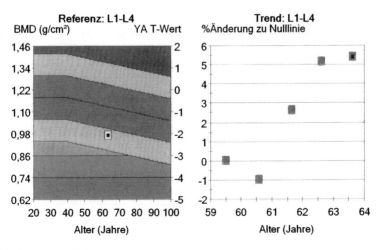

Abb. 7.1 Kontinuierliche Zunahme der Knochendichte im Bereich der LWS (L1-L4) unter
einer intravenösen BP-Therapie. Jährliche Kontrollen mittels der DXA-Methode

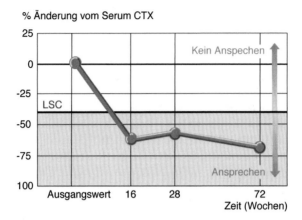

% Änderung vom Serum CTX

Abb. 7.2 Reaktion der Knochenmarker auf antiresorptive Substanzen. Eine Abnahme unter die Least-Significance-Change-Linie (LSC) wird als statistisch signifikant bewertet

7.3   Monitoring osteoanaboler Therapie

Abb. 7.3 belegt die massive Zunahme der Knochendichte unter Romosozumab. Wenn sich der zu messende Knochen unter einer osteoanabolen Therapie vom Volumen her vergrößert, so wird die DXA-Messung die reale Zunahme der Knochenmasse (bone mineral content, BMC) nicht erkennen und einen niedrigeren Wert errechnen. Die niedrigere Knochendichte in der DXA-Messung ist nicht durch Verlust der Knochenmasse, sondern durch Vergrößerung des Knochenareals verursacht. Bei richtiger Interpretation ist aber die DXA-Messung als „Goldstandard" auch bei osteoanaboler Therapie für das Monitoring brauchbar.

7.4   „Therapieversager"

Der Therapieerfolg bei Osteoporose läßt sich erst nach mehreren Jahren zuverlässlich nachweisen und messen. Das Hauptziel der Therapie ist nicht die Zunahme der Knochendichte, vielmehr die Verhinderung von Frakturen. Selbst bei neu auftretenden Frakturen kann nicht automatisch von einem Therapieversagen gesprochen werden, da unklar bleibt, ob ohne medikamentöse Therapie Frakturen nicht häufiger aufgetreten wären. Hinzu kommt, daß eine Fraktur auch ohne Vorliegen einer Osteoporose bei adäquatem Trauma auftreten kann. Treten

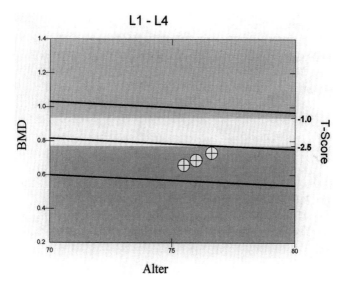

Abb. 7.3 Patientin mit schwerer manifester Osteoporose und rascher Zunahme der Knochendichte unter einer einjährigen Therapie mit Romosozumab

Frakturen nach bereits eingeleiteter medikamentöser Therapie auf oder nimmt die Knochendichte nicht zu, so sollten in Zusammenarbeit mit dem Patienten folgende Fragen beantwortet werden:

- **Nimmt der Patient die Tabletten wirklich und nach Vorschrift ein?** Die Einnahmetreue ist gerade bei der Osteoporosetherapie schlecht und muß mit dem Patienten eindringlich und ausführlich besprochen werden. Dieses Problem stellt sich bei einer intravenösen Gabe nicht, sodaß diese Applikationsform der oralen vorzuziehen ist.
- **Wurde eine zugrunde liegende Krankheit („sekundäre Osteoporose") übersehen?** Vor Therapieeinleitung sollten Anamnese, körperliche Untersuchung und Basislabor durchgeführt werden. Besonders wichtig sind Blutbild, Kalzium und AP, um die Osteomalazie, das multiple Myelom und den pHPT nicht zu übersehen.
- **Sind die vorliegenden Verlaufsmessungen der Knochendichte vergleichbar?** Nach den Leitlinien ist einzig die DXA-Messung – möglichst mit dem gleichen Gerät – zu akzeptieren. Unterschiedliche Knochendichte-Meßverfahren

und Positionierungen der Meßfelder führen zu fehlerhaften Analysen. Dies gilt vor allem für das Meßfeld des Oberschenkelhalses („Neck"), das bei den DXA-Geräten von GE und Hologic unterschiedlich eingestellt ist. Die QCT und pQCT sind für die Verlaufsmessung nicht geeignet und liefern im Vergleich mit der DXA-Methode zu niedrige Werte.

- **Erfolgte eine konsequente Basistherapie mit Kalzium und Vitamin D?** Der Nutzen einer antiresorptiven wie osteoanabolen Therapie ist bei fehlender oder ungenügender Vitamin D-Gabe eingeschränkt. Bei potenten Antiosteoporotika kann sogar in dieser Situation eine symptomatische Hypokalzämie auftreten. Besonders alte Menschen und Heimbewohner leiden an Vitamin D-Mangel und bedürfen einer konsequenten Substitution mit 1000–2000 IE Vitamin D und 1000 mg Kalzium täglich.

- **Beeinträchtigt eine Begleitmedikation die Osteoporosetherapie?** Eine Reihe von unterschiedlichen Medikamenten ist mit einem potenziellen Risiko für Knochenschwund behaftet. Vor allem die Gruppe der Glukokortikoide ist als skelettschädlich bekannt.

- **Muß ich auf ein anderes Wirkprinzip umsteigen oder gibt es eine Kombinationstherapie?** Wenn es trotz größter Sorgfalt nicht gelingt, die Ursache für das Therapieversagen zu finden, so empfiehlt es sich, auf eine andere Substanzgruppe oder ein anderes Wirkprinzip umzusteigen (z. B. Umsteigen von einem Bisphosphonat auf Parathormon, Einsatz des neuen Medikamentes Romosozumab). Empfehlenswert ist das Umsteigen von einer schwächeren antiresorptiven Substanz auf eine stärkere (z. B. von Raloxifen auf Alendronat oder von einem oralen BP auf eine injizierbare Substanz (z. B. von Alendronat oder Risedronat auf Zoledronat oder Denosumab). Alternativ bietet sich der Wechsel von einer antiresorptiven auf eine osteoanabole Substanz an (z. B. von Zoledronat auf Teriparatid oder Romosozumab). Kombinationsbehandlungen haben sich in zahlreichen Studien nicht bewährt und sind zudem teurer als ein Einzelpräparat.

7.5   Therapiedauer und Therapiepause („drug holiday")

Die empfohlene Dauer einer Therapie mit BP oder Denosumab beträgt je nach Schweregrad der Osteoporose mindestens 3–5 Jahre und sollte individuell fortgesetzt werden. Der Therapiezeitraum von 1 Jahr sollte nicht unterschritten werden. Nach Absetzen der BP-Therapie sollte die Zufuhr von Kalzium und

Vitamin D zur Mineralisierung des neu gebildeten Knochens und als Erhaltungstherapie unverändert weiter erfolgen. Heute wird weltweit nach 5 Jahren Therapie mit einem antiresorptiven Medikament eine einjährige Pause (**„drug holiday"**) empfohlen. Eine Rechtfertigung für dieses Vorgehen konnte allerdings bisher nicht mit aussagekräftigen Studiendaten belegt werden. Sicher spielt bei dieser Empfehlung auch eine psychologische Überlegung eine Rolle, die teils übertriebene Angst der Osteoporosepatienten vor Nebenwirkungen zu mindern. Patienten mit weiterhin hohem Frakturrisiko und sehr niedriger Knochendichte (T-score$<-3{,}0$) wird aber angeraten, die Behandlung fortzusetzen und mit dem behandelnden Arzt ein Therapiekonzept für die nächsten Jahre zu erstellen. Bei den antiresorptiven Medikamenten (BP und Denosumab) sind vor allem 2 Langzeit-Nebenwirkungen zu beachten und zu minimieren, die Kiefernekrose und die Oberschenkelschaft-Fraktur.

BP mit bekannt hoher Knochenaffinität geben bis zu 3 Jahre nach Absetzen noch einen Schutz vor Knochenbrüchen, sodaß eine Therapiepause zu rechtfertigen ist. Bei einer 1-jährigen BP-Pause ist daher mit einer Frakturzunahme oder einem Abfall der Knochendichte nicht zu rechnen.

Bei Absetzen von **Denosumab** (auch bei **Östrogen, Raloxifen** und **Romosozumab**) kommt es aber bei Therapiestopp wieder zu einem raschen Abfall der gewonnenen Knochendichte. Bereits nach einem Jahr Therapiepause unter Denosumab ist der Ausgangswert vor Therapie erreicht. Das Absetzen von Denosumab führt sogar zu einer Zunahme des Knochenumbaus („over-shoot", „rebound-Effekt"), sodaß es sinnvoll ist, auf eine längerwirkende antiresorptive Substanz (moderne BP) umzusteigen (**„sequentielle Therapie"**).

Bei den osteoanabolen Medikamenten (**Teriparatid** und **Parathormon**) ist die Therapiedauer von 18 bzw. 24 Monaten festgelegt worden, so daß Überlegungen über Langzeittherapie, Therapiepause und Langzeit-Nebenwirkungen entfallen. Die Dauer einer Therapiepause und der Zeitpunkt einer Wiederaufnahme der medikamentösen Therapie hängen von folgenden Faktoren ab:

- Wirkdauer des abgesetzten Medikamentes. Bei den BP hat Zoledronat die längste, Risedronat die kürzeste Wirkdauer.
- Wiederanstieg der Knochenabbauparameter (Serum)
- Abfall der Knochendichte (DXA) um mehr als 4–5 % oder Werte im osteoporotischen Bereich
- Auftritt von neuen Frakturen.

7.6   Sequentielle Therapie und Kombinationstherapie

Einem Therapiestopp von Östrogen, Raloxifen, Parathormonanalogen, Denosumab oder Romosozumab („reversible Therapieformen") sollte eine Therapie mit einem BP folgen, um die gewonnene Zunahme der Knochendichte zu bewahren und einen Abfall zu verhindern (**Sequentielle Therapie**). Folgende sequentielle Änderungen an Therapieformen sind empfehlenswert:

- Von HRT auf Raloxifen
- Von HRT auf andere Therapieformen (BP, Denosumab, Parathormonanaloge, Romosozumab)
- Von Denosumab auf ein BP
- Von Romosozumab auf ein BP
- Von BP auf Denosumab, ist aber nicht so wirksam auf die Knochendichte wie umgekehrt
- Von Parathormonanalogen auf BP oder Denosumab

Die **Kombinationen** einer osteoanabolen Substanz mit einem BP hatten keinen Vorteil gegenüber einer Monotherapie gezeigt. Lediglich die Kombination von Denosumab und Teriparatid war mit einem höheren Zuwachs an Knochendichte verbunden, eine erhöhte Abnahme des Frakturrisikos konnte aber nicht gezeigt werden.

7.7   „Osteoporosis treatment gap"

Trotz der vorhandenen effektiven Medikamente zur Reduktion des Frakturrisikos und deren einfachen Anwendungen werden nur etwa 20 % der Patienten, die davon profitieren würden, damit behandelt. Viele Patienten, die vom Arzt eine Verschreibung erhalten haben,

- lösen diese in der Apotheke nicht ein,
- nehmen sie nicht regelmäßig oder korrekt ein (vor allem bei oralen BP),
- oder nehmen sie nicht lange genug ein, um die gewünschte Frakturrisiko-Reduktion zu erreichen.

Folge davon ist, daß Experten in den USA, Europa und Australien vor allem seit 2014 von einer großen „Osteoporose-Behandlungslücke" („**osteoporosis treatment gap**") sprechen, die immens hohe Frakturkosten durch die unterlassene

Therapie verursacht. Studien haben gezeigt, daß eine konsequente Osteoporose-therapie die Rate von Hüftfrakturen um 25–50 % senkt und gleichzeitig auch „kosteneffektiv" einzustufen ist.

Viele Mythen, Ängste, Fehleinschätzungen und Falschinformationen bzw. Falschinterpretationen im Internet tragen zu dieser „**Therapiemüdigkeit**" in der Bevölkerung und bei den Ärzten bei:

- Osteoporose sei ein normaler Alterungsprozess und keine behandelbare Krankheit
- Osteoporose befalle nur postmenopausale Frauen
- Die Knochendichtemessung sei nicht flächendeckend vorhanden und auch nicht nötig
- Die vorliegenden Leitlinien seien zu verwirrend und unpraktisch
- Ärzte, Zahnärzte und Patienten überbetonen die Häufigkeit und Schwere der Risiken gegenüber den Vorteilen einer Behandlung zur Reduktion des Frakturrisikos (Abwägung Risiko versus Nutzen).
- Beschränkte Zeit des Arztes zur nötigen Aufklärung, Überzeugung und Führung des Patienten
- Patienten erkennen nicht die hohe Morbidität und Mortalität von Frakturen, insbesondere der Hüftfraktur sowie die Gefahr einer Folgefraktur
- Es gibt zu wenige Spezialisten, die eine effektive Diagnostik und Therapie der Osteoporose durchführen können und wollen

Management der Osteoporose – Kurzfassung

8

Osteoporose – richtig diagnostizieren

Diagnostisches Ziel

Osteoporose ist eine klinische Diagnose, die Knochendichtemessung ist nur ein Parameter! Das diagnostische Ziel ist die Früherkennung frakturgefährdeter Personen bzw. der Nachweis osteoporotischer Frakturen. Die Ergebnisse bestimmen das weitere therapeutische Vorgehen.

Diagnostische Schlüsselfragen

- Wie hoch ist die Knochenmasse?
- Liegen bereits Frakturen/Deformierungen vor?
- Sind die Veränderungen noch reversibel?
- Ist eine Osteomalazie (Vitamin D-Mangelkrankheit) ausgeschlossen?
- Welches Risikoprofil liegt vor?
- Liegt eine sekundäre Osteoporose vor?

Krankengeschichte

- Familiäre Osteoporose-Belastung?
- Wann Pubertät bzw. Menarche? Normale Regel?
- Rücken-, Kreuz- und Gelenkschmerzen? Rundrücken?
- Vorbestehende Frakturen?
- Östrogensubstitution bereits eingeleitet?
- Knochenschädigende Krankheiten/Medikamente?
- Rauchen? Alkoholkonsum?
- Fallneigung?
- Erstellen eines Risikoprofils (z. B. FRAX®-Algorithmus)

R. Bartl, *Antiosteoporotika*, essentials,
https://doi.org/10.1007/978-3-662-65475-0_8

Körperliche Untersuchung

- **Körpergröße** und deren Abnahme (>4 cm)
- Statik und Körperhaltung
- Bewegungseinschränkungen
- Rundrücken und andere WS-Deformierungen
- Muskeltonus und Muskelverspannungen
- „Steh- und Gehversuch", Reflexsituation
- Zeichen einer sekundären Osteoporose?

Laboruntersuchung (Blut)

- Blutbild, BSG oder CRP, GPT, Glukose, Kreatinin, GFR
- Ca, Ph, Mg, aP, Vit D, PTH, TSH, Testosteron, Elpho, PSA
- Nur in seltenen Fälle spezifische Urinuntersuchungen

Bildgebung (Knochendichtemessung)

- **Röntgen LWS** in 2 Ebenen (BWS, LWS): Wirbeleinbrüche = "manifeste Osteoporose"
- **DXA LWS und Hüfte:** von der WHO vorgeschriebene Methode zur Diagnosestellung einer Osteoporose (Standard), sehr strahlenarm, gleichzeitige Messung von LWS und Hüfte möglich. In seltenen Fällen auch Radius.

T-Werte (SD, Standardabweichung)	
>-1 SD	Normalbefund
-1,0 bis -2,5 SD	Osteopenie
<-2,5 SD	Osteoporose

- QCT und Ultraschall sind für Diagnosestellung und Therapieindikation nicht leitliniengerecht!
- MRT und CT sind zur Abklärung sekundärer Osteoporosen und Erkennung von Fissuren wertvoll.

Knochenmarker

- **CrossLaps** (=Abbauprodukt des Knochenkollagens). Beurteilt die Dynamik des Knochenabbaus („turnover"). Für kurzfristiges Monitoring und zur Frage der Tabletten-Einnahmetreue des Patienten wichtig!

Osteoporose – erfolgreich therapieren
Therapeutisches Ziel

- Erreichen einer positiven Knochenbilanz
- Stabilisierung der Knochenstruktur mit Reduktion des Frakturrisikos
- Therapieziel ist die Vermeidung von Frakturen bzw. Folgefrakturen

Therapeutische Schlüsselfragen

- Reicht die Basistherapie aus?
- Welche Schmerztherapie ist sinnvoll?
- Besteht ein Kalzium- und Vitamin D-Mangel?
- Ist der Patient bereit, beim Therapiekonzept aktiv mitzuarbeiten?
- Hat der Patient „Angst" vor Nebenwirkungen?
- Ist eine Hormontherapie (HRT) anzuraten?
- Wann sind BP einzusetzen und welches BP ist vorzuziehen?
- Wurde die Nutzen/Risiko-Frage mit dem Patienten ausreichend diskutiert?
- Wann setze ich Denosumab, Parathormon oder Romosozumab ein?
- Wie kontrolliere ich den Therapieerfolg? Welche Therapiedauer ist ausreichend? Wann muß (soll, kann) ich eine Therapiepause machen („drug holiday")? Wann ist der Zeitpunkt einer erneuten medikamentösen Therapie gegeben? Gelten bei der Wiederaufnahme einer Therapie neue Regeln?

Basistherapie

- Körperliche Aktivität und WS-Gymnastik
- Lebensstil, Stopp den Knochenräubern (Rauchen!)
- Die Sturzgefahr reduzieren!
- Insgesamt 1000 mg Kalzium und 1000–2000 IE Vitamin D täglich (**„1000er-Regel"**)

Schmerztherapie

- Physikalische Therapie und Osteopathie
- Einsatz der Analgetika nach dem WHO-Stufenschema
- Nichtsteroidale Antiphlogistika und andere Schmerzmedikamente
- Opioide oder Kalzitonin kurzzeitig bei Frakturschmerz

Hormontherapie

- **Östrogen/Gestagen** (HRT) postmenopausal, in Absprache mit dem Gynäkologen. Kontraindikationen ausschließen und Aufklärungsgespräch über Risiken!
- **Raloxifen** oral 60 mg/d, z. B. bei prämenopausalen Frauen und postmenopausalen Frauen mit Mammakarzinomrisiko indiziert.
- **Testosteron** (i.m., Pflaster oder Gel) bei Männern mit Mangel (vorher PSA bestimmen!)

Medikamentöse Therapie

- **Alendronat** 70 mg oder **Risedronat** 35 mg als Wochentablette, **Ibandronat** 150 mg als Monatstablette
- **Zoledronat** 5 mg als Jahresinfusion oder **Ibandronat** 3 mg als Vierteljahresspritze
- **Denosumab** 60 mg Spritze subkutan halbjährlich
- **Teriparatid** 20 μg Spritze subkutan täglich
- **Romosozumab** 210 mg subkutan monatlich, Dauer maximal 1 Jahr

Behandlungstrategie

- **Schritt 1: Basistherapie – zuerst ist der Patient gefordert!** Mit Bewegung, Ernährung, Lebensstil, Kalzium und Vitamin D. DXA-Kontrolle jährlich. **Option der Hormonsubstitution (HRT)** bei postmenopausalen Frauen bzw. bei Männern mit Testosteronmangel.
- **Schritt 2: Stickstoffhaltiges Bisphosphonat (BP) – und damit eine positive Knochenbilanz!** Falls Basis- und Hormontherapie nicht ausreichen oder bereits eine manifeste Osteoporose vorliegt, konsequenter Einsatz eines modernen BP (z. B. Zoledronat 5 mg Jahresinfusion) als „first line"! Vor Therapiebeginn Besprechung möglicher Nebenwirkungen und Abwägung von Risiko/Nutzen. Prüfung der Nierenfunktion und ausreichende Flüssigkeitszufuhr vor und nach der Infusion (15 min). DXA-Kontrolle 1–2 Jahre. Therapiedauer 2–5 Jahre, je

nach Schweregrad. Danach 1 Jahr „drug holiday", falls es die Schwere der Osteoporose erlaubt. Die Wiederaufnahme einer medikamentösen Therapie hängt von den Ergebnissen der DXA-Messung und der Knochenumbauparametern sowie vom Auftreten neuer Frakturen ab. Als Alternative zu den BP **Denosumab** 60 mg als subkutane Spritze alle 6 Monate, vor allem bei Patienten mit eingeschränkter Nierenfunktion. Nach Absetzen von Denosumab ist die Folgetherapie mit einem oralen BP für eine Dauer von 6–12 Monaten indiziert, um den therapiebedingten Knochenmassen-Zuwachs zu konservieren.

- **Schritt 3: Osteoanabole Therapie mit Teriparatid oder Romosozumab.** Bei postmenopausalen Frauen mit manifester Osteoporose und deutlich erhöhtem Frakturrisiko. Auch bei unbefriedigenden Therapieergebnissen mit antiresorptiven Medikamenten. Nach Absetzen des Parathormons ist die weitere Therapie mit einem BP sinnvoll. Bei Romosozumab müssen ein Myokardinfarkt oder ein Schlaganfall in der Historie ausgeschlossen sein. Ein eindeutiger Zusammenhang von Romosozumab und vermehrt kardiovaskulären Ereignissen st in den Studien aber nicht belegt! Bei diesem Sklerostin-Antikörper handelt es sich wie bei Denosumab um einer „reversible Therapie". Nach Absetzen wird daher eine Fortführung der Therapie mit einem oralen BP für 1 Jahr empfohlen.

Mythen, Medikamentenliste und Literatur

9

9.1 Mythen, Irrtümer und „Fake News" im Rahmen der Osteoporose

Folgende Behauptungen und Fragen mußte ich in meiner Praxis in den letzten Jahren anhören und Zeit/Argumente/Studien/Erfahrung/Geduld zur Richtigstellung aufwenden. Antworten dazu finden Sie in diesem Leitfaden.

- Osteoporose, das trifft doch mich nicht!
- Männer haben keine Osteoporose. Das ist ein Problem alter Frauen!
- Ich kann doch keine Osteoporose haben, wenn kein Knochenbruch vorliegt!
- Osteoporose ist eine unvermeidliche Alterserscheinung.
- Die Osteoporose ist genetisch vorprogrammiert. Da ist nichts zu ändern.
- Die Strahlenbelastung der Meßgeräte stellt eine Gesundheitsrisiko dar!
- Die Computertomografie misst die Knochendichte viel genauer, sie kann zwischen Spongiosa und Kompakta unterscheiden, sie ist der „Mercedes" unter den Messmethoden.
- Die Meßwerte der QCT und pQCT sind vergleichbar mit denen der DXA-Messung (T-score).
- Mein Frauenarzt stellt die Diagnose Osteoporose mit der Ultraschallmethode an der Ferse oder an den Fingern. Damit brauche ich keine DXA-Messung mehr.
- Milch übersäuert und schadet den Knochen. Außerdem sind auch noch Reste von Antibiotika und Pestiziden in der Milch zu finden.
- Die Risikofaktoren für den Knochenschwund sind angeboren und man kann sie eh nicht ändern.

- Die Gabe von Kalziumtabletten und Vitamin D erhöht das Herzinfarkt- und Nierensteinrisiko.
- In Skandinavien und in den USA wird von der Bevölkerung mehr Kalzium aufgenommen als z. B. in Japan und trotzdem treten mehr Osteoporosefälle und Frakturen auf. Kann das am Kalzium liegen?
- Im Sommer braucht man kein Vitamin D als Tablette einzunehmen. Es reicht, wenn man täglich ½ Stunde ein Sonnenbad nimmt.
- Ich darf kein Östrogen gegen meine klimakterischen Beschwerden und Osteoporose nehmen, weil ich sonst Brustkrebs und Schlaganfall bekomme.
- Mein Arzt hat gesagt, man soll die Bisphosphonate nicht länger als ein Jahr einnehmen.
- Bisphosphonate sind Gifte, die Kiefernekrosen verursachen und immer im Körper bleiben.
- Mein Zahnarzt will mir keine Implantate setzen, da ich vor einigen Jahren einmal mit Bisphosphonaten behandelt wurde. Stimmt das?
- Bisphosphonate und Denosumab behindern die Bruchheilung! Bei frischen Frakturen ist der Einsatz dieser Medikamente daher verboten.
- Bisphosphonate machen den Knochen spröde und zerbrechlich.
- Nach Absetzen von Östrogen, Denosumab, und Romosozumab verliert man ganz schnell wieder die gewonnene Knochenmasse. Da spare ich mir gleich diese Medikamente und die möglichen Nebenwirkungen.
- Ich habe eine schwere Osteoporose mit mehreren Brüchen. Jetzt muß ich aber nach 5 Jahren Behandlung ein Jahr pausieren ("drug holiday"), obwohl ich gerade eine frische Fraktur habe.
- Wenn man einen Nierenschaden hat, darf man kein Medikament gegen Osteoporose nehmen.
- Meine Mutter hatte schwere Osteoporose. Osteoporose ist eine genetische Krankheit und ich will aber keine Osteoporose bekommen. Es ist doch sinnvoll, wenn ich ein Bisphosphonat gleich zur Vorbeugung nehme und erst gar nicht in den Bereich einer Osteoporose komme?
- Starke Schmerzmittel machen süchtig. Man soll sie nur bei Bedarf einnehmen. Sie maskieren nur einen Schaden. Ihre Nebenwirkungen sind gravierender als der Frakturschmerz selbst.

9.2 Antiosteoporotika

Die vorliegende Liste kann nicht vollständig sein. Für Detailfragen und bezüglich der Vollständigkeit der Medikamentenliste wird auf das Kapitel „Osteoporosemittel" in der „Roten Liste" verwiesen.

Alendronat

Warenzeichen (Hersteller)	FOSAMAX® 10 mg, FOSAMAX® einmal wöchentlich 70 mg, FOSAVANCE® Tabletten (MSD), Generika
Stoffgruppe	Primäres Aminobisphosphonat
Anwendungsgebiete:	Behandlung und Vorbeugung der postmenopausalen und kortisoninduzierten Osteoporose, Osteoporose des Mannes
Gegenanzeige	Erkrankungen des Ösophagus, Unvermögen, über 30 Minuten stehen oder aufrecht sitzen zu können
Dosierung	1 Tablette (10 mg) pro Tag oder 1 Tablette (70 mg) pro Woche, die Dosierung von Vitamin D in der Wochentablette FOSAVANCE® beträgt 5600 IE
Kommentar	Die Tablette muß morgens nüchtern nach dem Aufstehen mit einem vollen Glas Leitungswasser mindestens 30 Minuten vor dem ersten Trinken, Essen oder anderen Tabletten eingenommen werden. Nicht wieder hinlegen innerhalb von 30 Minuten nach Einnahme. Bezüglich Nebenwirkungen siehe Fachinformation und Kapitel in diesem Buch.

Alfacalcidol

Warenzeichen (Hersteller)	**Bondiol® 0,25µg/-1µg (GRY), Doss® 0,25µg/-1,0µg (GRY), EinsAlpha® 0,5ml/-1ml Injektionslösung (LEO), EinsAlpha® 0,25µg/-0,5µg/-1µg Kapseln (LEO)**
Stoffgruppe	aktive Vitamin D-Derivate
Anwendungsgebiete	Postmenopausale Osteoporose, Glukokortikoidinduzierte Osteoporose, Osteomalazie, renale Osteopathie, Hypoparathyreoidismus

Dosierung	etwa 1μg täglich, Maximaldosis in seltenen Fällen bei 12μg täglich.
Gegenanzeige	Hyperkalzämie, Hypermagnesiämie, Hypervitaminose D, Nierensteine, maligne Systemerkrankungen

Calcitriol

Warenzeichen (Hersteller)	**Rocaltrol® 0,25 μg/-0,5 μg (Roche)**
Stoffgruppe	aktivierte Vitamin D-Derivate
Anwendungsgebiete	Postmenopausale Osteoporose, Glukokortikoidinduzierte Osteoporose, Osteomalazie, renale Osteopathie, Hypoparathyreoidismus
Dosierung	mit 0,25μg täglich beginnend, Erhaltungsdosis etwa 0,5μg täglich
Gegenanzeige	Hyperkalzämie, Hypermagnesiämie, Hypervitaminose D, Nierensteine, maligne Systemerkrankungen.

Denosumab

Warenzeichen (Hersteller)	**Prolia® 60 mg Injektionslösung in einer Fertigspritze (Amgen), XGEVA® 120 mg Injektionslösung (Amgen)**
Stoffgruppe	RANKL-Antikörper
Anwendungsgebiete	**Prolia®:** Behandlung der Osteoporose bei postmenopausalen Frauen mit erhöhtem Frakturrisiko, Behandlung von Knochenschwund im Zusammenhang mit Hormonablation bei Männern mit Prostatakarzinom und erhöhtem Frakturrisiko.
Dosierung	60 mg Fertigspritze s.c. 1mal alle 6 Monate
Hinweis	Patienten müssen angemessen mit Kalzium und Vitamin D versorgt werden. Siehe Rote Hand Brief. Reversible Therapie
XGEVA®	Prävention von skelettbezogenen Komplikationen bei Erwachsenen mit Knochenmetastasen aufgrund solider Tumoren
Dosierung	120 mg Fertigspritze s.c. alle 4 Wochen
Hinweis	Bei allen Patienten Ergänzung mit Kalzium und Vitamin D außer bei bestehender Hyperkalzämie.

Engmaschige Kalziumkontrollen im Serum wichtig! Siehe Rote Hand Brief.

Ibandronat

Warenzeichen (Hersteller)	**Bondronat® 6 mg/6 ml Konzentrat zur Herstellung einer Infusionslösung, Bondronat® 50 mg Filmtabletten (Roche), Generika**
Stoffgruppe	Tertiäres Aminobisphosphonat
Anwendungsgebiete	Tumorinduzierte Hyperkalzämie, Prävention skelettbezogener Ereignisse bei Patienten mit Brustkrebs und Knochenmetastasen
Dosierung	Gesamtdosis eines Behandlungsganges zwischen 2-6mg. Langsame i.v. Infusion in 500 ml 0,9% Kochsalzlösung oder 500 ml 5% Glukoselösung über 1 Stunde (siehe Fachinformation). Studien belegen, dass 6 mg Bondronat® auch über eine verkürzte Infusionszeit von 15 Minuten gegeben werden kann, ohne Nachweis einer Nierenschädigung. Bondronat® kann bis zu einer Dosis von 3 mg auch langsam injiziert werden. Bei Hyperkalzämie Rehydration mit 0,9% Kochsalzlösung vor oder während der Behandlung empfohlen Die Filmtablette wird täglich eine halbe Stunde vor dem Frühstück eingenommen und ist bei onkologischen Indikationen vergleichbar wirksam wie das i.v.-Präparat.
Kommentar	Bondronat® kann bis zu einem Serumkreatinin <5 mg/dl gegeben und bis zu 2 mg auch langsam i.v. injiziert werden. Bezüglich Nebenwirkungen siehe Fachinformation und Kapitel in diesem Buch
Warenzeichen (Hersteller)	**Bonviva® 150 mg Tablette, Bonviva® 3 mg Infusionslösung (Roche/GlaxoSmithKline), Generika**
Warenzeichen (Hersteller)	**Bonviva® 150 mg Tablette, Bonviva® 3 mg Infusionslösung (Roche/GlaxoSmithKline), Generika**
Anwendungsgebiet	Prävention und Therapie der postmenopausalen Osteoporose

Dosierung	Monatstablette/Injektion alle 3 Monate.

Raloxifen

Warenzeichen (Hersteller)	**EVISTA® (Lilly), (Generika)**
Stoffgruppe	Selektive Östrogen-Rezeptor Modulatoren (SERMs)
Anwendungsgebiete	Behandlung und Prävention der Osteoporose der postmenopausalen Frau
Gegenanzeige	Venöse thrombotische Ereignisse, Lungenembolien, schwere Nierenschädigung, Endometriumkarzinom, eingeschränkte Leberfunktion
Dosierung	1 Tablette (60 mg) täglich, unabhängig von den Mahlzeiten.

Risedronat

Warenzeichen (Hersteller)	**Acara® 35 mg (anwerina Deutschland), (Generika)**
Stoffgruppe	Zyklisches Bisphosphonat (Pyridinring)
Anwendungsgebiete	Behandlung und Vorbeugung der postmenopausalen und kortisoninduzierten Osteoporose, Morbus Paget (30 mg Dosierung täglich)
Gegenanzeige	Schwere Nierenfunktionsstörung, Überempfindlichkeit gegen Risedronat
Dosierung	1 Tablette (5 mg) pro Tag oder 1 Tablette (35 mg) pro Woche
Kommentar	Die Tablette muß eingenommen werden: entweder morgens nüchtern nach dem Aufstehen mindestens 30 Minuten vor dem ersten Trinken, Essen oder anderen Tabletten, oder zu einem beliebigen anderen Zeitpunkt des Tages mit mindestens zweistündigen Abstand zur Einnahme von Nahrung oder Getränken, aber spätestens 30 Minuten vor dem Zubettgehen. Bezüglich Nebenwirkungen siehe Fachinformation und Kapitel in diesem Buch.

Romosozumab

Warenzeichen (Hersteller)	Evenity® 210 mg (Amgen, UCB)
Stoffgruppe	Sklerostin-Antikörper Romosozumab
Anwendungsgebiet	Behandlung postmenopausaler Frauen mit manifester Osteoporose
Gegenanzeigen	Herzinfarkt oder Schlaganfall in der Anamnese, Schwangerschaft und Stillzeit
Dosierung	210 mg s.c. monatlich, in den ersten 3 Monaten besonders stark anabol wirksam, insgesamt bis zu 1 Jahr Therapie. Reversible Therapie.

Teriparatid

Warenzeichen (Hersteller)	FORSTEO®-20 µg/80 µl, Injektionslösung in einem vorgefüllten Injektor (Lilly)
Stoffgruppe	Parathormon-Fragment (1-34)
Anwendungsgebiete	Manifeste Osteoporose der postmenopausalen Frau
Gegenanzeige	Hyperkalzämie, schwere Niereninsuffizienz, metabolische Knochenkrankheiten (z.B. Hyperparathyreoidismus), ungeklärte Erhöhung der alkalischen Phosphatase, vorausgegangene Strahlentherapie des Skelettes
Dosierung	20µg/Tag s.c.

Zoledronat

Warenzeichen (Hersteller)	**Zometa® 4 mg/5 ml Konzentrat zur Herstellung einer Infusionslösung (Novartis Pharma), Generika, Aclasta® 5 mg Infusionslösung (Novartis Pharma)**
Stoffgruppe	Zyklisches Bisphosphonat (Imidazolring)
Zusammensetzung	Pulver und Lösungsmittel, die Aufbewahrungszeit der rekonstituierten Lösung im Kühlschrank darf 24 Stunden nicht überschreiten
Anwendungsgebiet	Behandlung der tumorinduzierten Hyperkalzämie. Prävention skelettbezogener Komplikationen (pathologische Frakturen, Wirbelkompressionen, Bestrahlung bzw. Operation am

	Knochen oder tumorinduzierte Hyperkalzämie) bei Patienten mit fortgeschrittenen, auf das Skelett ausgedehnten Tumorerkrankungen, Morbus Paget des Knochens, postmenopausale Osteoporose, Osteoporose des Mannes, Glukokortikoid-induzierte Osteoporose, Osteogenesis imperfecta
Gegenanzeige	Schwangerschaft und Stillzeit. Niereninsuffizienz: siehe Rote Hand Brief
Dosierung, Art und Dauer der Anwendung	4 mg Infusion in Abständen von 3-4 Wochen. Die rekonstituierte Zometa-Infusionslösung wird mit 100 ml 0,9% Natriumchlorid- oder 5% Glukoselösung weiterverdünnt und in einer 15-minütigen intravenösen Infusion verabreicht.
Kommentar	Bezüglich Nebenwirkungen (insbesondere Niereninsuffizienz und Kiefernekrosen) siehe Fachinformation. Zur Vermeidung einer Nierenschädigung wird zum Zeitpunkt der Infusion reichliches Trinken und eine Alkalisierung des Urins mit Natriumbikarbonat empfohlen (Anmerkung des Autors)
Hinweis	Bei einer GFR <35 ml/min wird die Anwendung von Zoledronat nicht mehr empfohlen (Rote Hand Brief).

9.3   Aktuelle Literatur zum Thema „Antiosteoporotika"

Die unten aufgeführten aktuellen Bücher enthalten Überblicke über Antiosteoporotika und andere Aspekte der Osteoporose. Ausführliche Referenzlisten sind aus den Büchern zu entnehmen. Vor allem die beiden Bücher „Pocket Reference to Osteoporosis" [9] und „Osteoporosis, A Clinical Casebook" [7] fassen alle aktuellen und klinisch relevanten Publikationen zum Thema Osteoporose zusammen. Zusätzlich zu den anderen Büchern über Osteoporose, die hier nicht aufgeführt werden konnten, steht in der internationalen Literatur bereits eine Riesenzahl von wissenschaftlichen Artikeln über alle Aspekte dieser Volkskrankheit zur Verfügung. Diese sind im Internet verfügbar. Es ist daher unmöglich, alle für die

Osteoporose relevanten Publikationen in diesem praktisch orientierten Leitfaden zu berücksichtigen.

9.4 Bücher zum Thema „Antiosteoporotika" für Ärzte

1. Bartl R Hrsg. Klinische Osteologie: Entstehung, Diagnostik, Prävention und Therapie aller Knochenkrankheiten. Stuttgart: Thieme 2014.
2. Bartl R, Bartl C. The Osteoporosis Manual: Prevention, Diagnosis and Management. Heidelberg: Springer 2019.
3. Bartl R, Bartl C. Das Osteoporose Manual: Biologie, Diagnostik, Prävention und Therapie. Berlin: Springer 2021
4. Bartl R, von Tresckow E, Bartl C. Bisphosphonat-Manual: Wirkungen – Indikationen – Strategien. Heidelberg: Springer 2005.
5. Bilezikian J, ed. Primer on the Metabolic Bone Diseases and Disorders of Mineral Metabolism. 9th. Edition. Wiley-Blackwell 2019.
6. Clunie G, Keen R. Osteoporosis. Oxford: Oxford University Press 2014.
7. Cusano N (ed.) Osteoporosis, A Clinical Casebook. Cham: Springer 2021
8. Dennison E (ed.) Osteoporosis Treatment, A Clinical Overview. Cham: Springer 2021
9. Ferrari S, Roux C. Pocket Reference to Osteoporosis. Cham (Schweiz): Springer 2019.
10. Giannoudis P, Einhorn T. Surgical and Medical Treatment of Osteoporosis. Principles and Practice. CRC Press 2020.
11. Leder B, Wein M (Hrsg.) Osteoporosis: Pathophysiology and Clinical Management. 3rd edition. Cham: Humana Press 2020.
12. Lenzi A, Migliaccio S (eds.) Multidisciplinary Approach to Osteoporosis. From Assessment to Treatment. Cham: Springer 2018.
13. McClung M, Grauer A, Boonen S et al. Romosozumab in postmenopausal women with low bone mineral density. N Engl J Med. 2014;370(5):412–20
14. Otto S, Hrsg. Medication-related Osteonecrosis of the Jaws. Heidelberg: Springer 2015.
15. Papapoulos S. Anabolic bone therapies in 2014: new bone-forming treatments for osteoporosis. Nat Rev Endokrinol. 2015;11:69–70
16. Silverman S, Abrahamson B (eds.) Duration and Safety of Osteoporosis Treatment. Heidelberg: Springer 2016.
17. Sinaki M, Pfeifer M, eds. Non-Pharmacological Management of Osteoporosis. Exercise, Nutrition, Fall and Fracture Prevention. Cham: Springer 2017

18. Stern P. Bone Regulators and Osteoporosis Therapy. Springer: Cham 2020.
19. Stovall D. Osteoporosis. Diagnosis and Management. Chichester: Wiley Blackwell 2013.

9.5   Bücher zum Thema "Antiosteoporotika "für Patienten

20. Bartl R, J. Fellner. Power für die Knochen. Osteoporose vorbeugen, diagnostizieren, behandeln. München: Südwest Verlag 2021
21. Bartl R, Bartl C. Der große Patientenratgeber Osteoporose. 3. Auflage. München: Zuckschwerdt 2019.

Was Sie aus diesem *„Essentials"* mitnehmen können

- Die Indikation zur medikamentösen Osteoporosetherapie richtet sich nach den Werten der DXA-Knochendichtemessung, den Risikofaktoren (FRAX®) und dem Nachweis osteoporotischer Frakturen
- Ziele einer medikamentösen Therapie sind Steigerung der Knochendichte, Verbesserung der Knochenqualität und vor allem Reduktion des Frakturrisikos
- Antiresorptive Substanzen (moderne Bisphosphonate und Denosumab) sind die „first line therapy" bei nachgewiesener Osteoporose
- Nebenwirkungen wie Kiefernekrosen oder atypische Femurfrakturen sind extrem selten und treten fast ausschließlich bei extrem hoher Dosierung und unter Langzeitgabe bei Tumorpatienten auf
- Osteoanabole Substanzen (Teriparatid und Romosozumab) werden bei schwerer manifester Osteoporose eingesetzt und bauen die Knochenstruktur wieder auf
- Andere Osteoanabolika wie Fluorid, Calcitonin, Etidronat oder Strontium-Ranelat werden heute nicht mehr eingesetzt
- Das Monitoring (DXA-Messung Knochenumbauparameter) bestimmt die Dauer und die Pause der Therapie, oder das Umsetzen auf ein anderes Antiosteoporotikum

Cover Rückseite Aus dem Inhalt:
Osteoporose ist keine einfach hinzunehmende „Alterserscheinung", sondern ein weltweites und zunehmendes Gesundheitsproblem. Die WHO hat die Osteoporose als eine der zehn wichtigsten und teuersten Volkskrankheiten eingestuft. In Europa sind jede dritte Frau und jeder fünfte Mann davon betroffen, mit den Folgen langanhaltender Schmerzen, körperlicher Beeinträchtigung bis hin zur Immobilität, sozialer Isolierung und Pflegebedürftigkeit. Heute ist aber der

R. Bartl, *Antiosteoporotika*, essentials,
https://doi.org/10.1007/978-3-662-65475-0

Knochenschwund in Form der Osteoporose als eine frühdiagnostizierbare, gut behandelbare und im Frühstadium sogar „heilbare" Krankheit einzustufen. Der praktische und konsequente Einsatz der zahlreichen und unterschiedlich wirksamen Medikamente ist jetzt Aufgabe der behandelnden Ärzte und betroffenen Patienten– eine multidisziplinäre Anstrengung, die sich lohnt!

Printed in the United States
by Baker & Taylor Publisher Services

Printed in the United States
by Baker & Taylor Publisher Services